총알개미

누우면 죽고 걸으면 산다
(25주년 특별판)

아프면 걸어라.
무조건 걸어라.
걷기와 자연 속에,
자연의 삶 속에 기적이 있다.
걷기와 자연생활로 어려움을 극복한 사람들의 이야기!

아마도 Amadobooks

누우면 죽고 걸으면 산다
(25주년 특별판)

읽기만 해도 낫는다

총알개미 3

화타 김영길 지음

'건강의 축' 전립선치료는 신장치료와 같이

누우면 죽고 걸으면 산다.

숭늉을 마시며 걸어라.

숭늉은 생명수, 걷기는 살기다.

그는 전립선 질환과 신장 질환으로 고생했다.

대부분 전립선 치료제는 고혈압 약, 고지혈증 약, 당뇨 약처럼 신장에 영향을 준다.

그는 신장기능이 약해 오랫동안 어려움을 겪었다.

시간이 지나자 신장암, 전립선암이 함께 찾아왔다.

몸이 붓고 소변 보기가 어려웠다.

이제는 암으로 죽거나 사는 문제는 문제가 아니었다.

당장 소변이 나와야 한다. 지금 당장 소변이 나와야 한다.

소변이 제대로 안 나오면 혈액이 탁해지고 독소가 머리로 올라와 자기 의지와 관계없이 불같이 화를 내고 난폭해진다.

병이란 병은 몽땅 다 덤벼든다.

우울증, 불면증으로 몸은 황폐화된다. 질병 백화점이 된다.

그는 소변 볼 때마다 요도가 찢어질 듯 아프고 소변이 찔끔찔끔 나왔다.

소변을 보는 건지 소변을 짜는 건지 분간할 수 없었다.

수시로 화장실을 들락거렸다. 전립선 약을 먹거나, 마약성 진통제를 먹으면 몸이 땅으로 가라 앉았다.

물 대신 진한 숭늉(에스프레소 커피처럼 진한 것)을 마셨다.

숭늉을 마시면서 걸었다.

통증이 조금씩 완화되었다.

부종도 조금씩 줄어 들었다.

한 달쯤 지나자 소변이 시원하고 힘차게 나왔다.

취침 전, 막대기로 발바닥을 한 시간 이상 때렸다.

깊은 잠을 잘 수 있었다.

비몽사몽非夢似夢이던 악몽 같은 밤이 사라졌다.

"소변 시원하게 나오고 깊은 잠을 자면 질병은 없는 거나 마찬가지야. 숭늉이 생명수야."

그는 숭늉 마니아가 되었다.

카본블랙Carbon black의 종류는 무수히 많다.

진창미로 만든 카본블랙인 '화타숭늉'은 우리에게 가장 친화력이 좋은 물질로 생명의 물이다.
숭늉은 전립선, 요실금, 방광, 난소, 신장 기능을 살리는 생명수다.

간질환도 마찬가지다. 간장약이 뭐냐? 간장약이 따로 없다.
신장에서 깨끗한 피를 간으로 보내면 간세포가 왕성하게 분열을
해 건강한 간으로 부활한다. 간암, 유방암, 대장암 따위의 치료
도 깨끗한 혈관 만들기가 먼저다.

무수히 많은 건강정보를 버려라.
단순한 것을 복잡하게 만드는 건 지식이고 복잡한 것을 단순하
게 만드는 게 지혜다.

숭늉과 걷기로 건강을 만들자.
지혜롭게 살자.
'누우면 죽고 걸으면 산다.'
'숭늉을 마시면서 걸어라.'
'숭늉은 생명수, 걷기는 살기다.'

2022년 03월 화타 김영길

목차

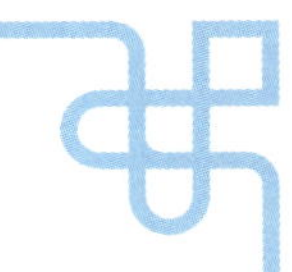

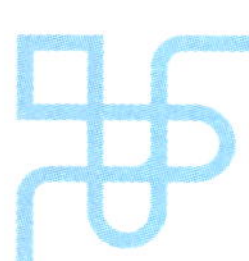

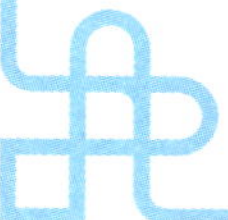

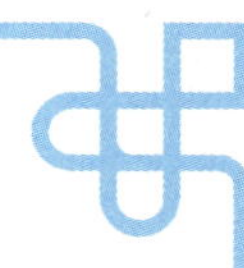

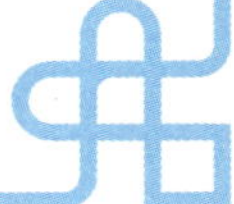

1

전립선, 함부로 다루지 마라.
허리 아픈 사람도 마찬가지야

레이첼 서스만
"위대한 생존"
세상에서 가장 오래
살아남은 나무들

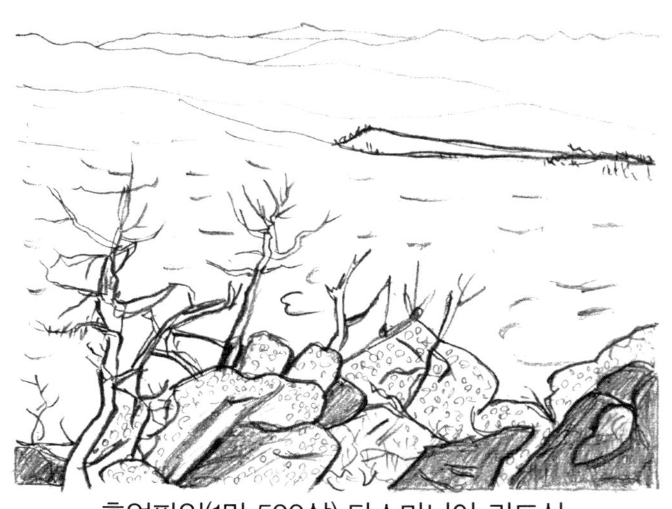

휴언파인(1만 500살) 타스마니아 리드산

"너에게 말한다. 전립선, 함부로 다루지 마라. 그게 얼마나 중요
한 건데…"

그는 전립선이 부실했다.
그는 소변을 보는 게 아니라 찔끔찔끔 눈물을 흘렸다.
허리도 아팠다. 약을 먹었다.
6개월을 먹었다. 무기력하고 우울했다. 성 능력이 바닥을 쳤다.
밤에 잠을 깨 소변을 자주 봤다.
하루 종일 피곤했다. 아무리 운동을 해도 소용없었다.
주말마다 북한산, 한라산, 지리산, 설악산 따위를 올라가도 마찬
가지였다.

전문 병원에 갔다.
"전립선 비대증입니다. 수술을 하세요."
그는 비뇨기과에서 그냥 나왔다.

전립선 질환은 40대의 40%, 50대의 50%, 60대의 60%에게 있는
병이다. 특히 50대 남성은 '전립선 연령대'라고 하는데 이 시기에
전립선 관리를 잘하느냐, 못하느냐는 남자 인생의 후반기를 천국

과 지옥으로 가른다.

전립선 기능 식품이 무지무지하게 많은 이유는 전립선 질환을 가진 남자가 많다는 말이고 그만큼 치료가 힘들다는 소리다. 전립선 질환은 신장, 방광 기능을 같이 살려야 온전한 치료가 된다.

그는 3형제의 막내였다.
형들은 50대 초반에 전립선 수술을 받았다.
교양 있는 형수들이 형들을 개떡으로 보기 시작했다.
형들은 누구나 존경하는 위치에 있고 돈벌이도 잘하는데 형수들이 이런 형을 우습게 여기다니…

어느 날, 그는 형수들의 대화를 들었다.
"하늘을 봐야 별을 따지…"
"이게 사는 건지 뭔지…"
"밥만 먹고 살 순 없잖아…"
"사내구실도 못하는 게 방송에 나와 큰소리치는 걸 보면 웃겨."
"수신제가도 못 하면서 치국을 한다고 떠드는 꼴이라니…"
"별 볼 일 없는 게 허풍 떠는 걸 보면 그냥…"

형들은 전립선 수술을 하고 발기 불능이 되었다.
큰 형이 먼저 수술한 후 작은 형이 했다.

작은 형은 컴퓨터 수술을 했다고 약간 자랑까지 했다.

그러나 남자가 사망 선고를 받은 것은 둘 다 마찬가지였다.

그들은 50대 나이에 부부 관계를 할 수 없었다.

여자들은 50대에 왕성한 섹스를 할 수 있다.

폐경은 욕망과 관계가 없다. 포유류 가운데 폐경이 있는 동물은 세 종류다. 범고래, 쇠고래 그리고 인간이다.

폐경은 새끼를 잘 기르려고 생긴 현상으로 성 기능이나 욕망하고는 상관관계가 없다.

임신 부담에서 해방되니 욕망이 더 강한 여자도 나온다.

수녀님 같은 여자가 맹수가 된다.

인간은 짐승의 몸체에 사람을 코팅한 존재다.

코팅에 이상이 생기면 즉시 몸체인 짐승이 나온다.

인격으로 코팅된 형수들도 발기 불능의 남편과 지내자 짐승이 나오며 불평과 불만을 내뱉었다.

그는 전립선 수술을 거부하고 자연 치유에 매달렸다. 누룽지를 잘 태운 숭늉을 마셨다. 옥수수수염을 진하게 달여 마셨다.

댑싸리 열매와 쇠비름도 곁들였다.

식이요법을 했다.

피수수, 율무, 조, 콩, 진창미 따위를 섞어 밥을 한 다음 30%쯤 태워 누룽지를 만들고 이 누룽지를 끓여 먹었다.

반찬은 묵은지, 좋은 추젓(가을에 잡히는 작은 새우를 참새우라 한다. 이 새우가 비싸 새우젓에 많은 소금을 넣는다. 좋은 추젓은 '새우 70%+소금 30%'의 배합을 하고 3~4년간 숙성을 한다.)

그는 수시로 나에게 와 자문을 구하고 처방을 받았다.

정력제로 전립선이 호전되는 게 아니다.

진수성찬은 전립선의 적이다.

신장 기능이 살아 소변발이 분수처럼 뿜어야 한다.

오령산에 산사, 금앵자, 차전자를 가감해 처방했다.

축천환 처방도 곁들였다.

축천환은 애들이 소변을 '쫄쫄쫄' 눌 때 쓰는 처방이지만 신장이 나빠 수시로 화장실을 들락거리는 성인에게도 좋다.

축천환에 호장근, 여정실을 넣으면 더 효과가 있다.

그는 취침 전, 발바닥 때리기를 했다.

발바닥, 발끝에는 오장육부의 경락과 연결된 경혈들이 있다.

이곳을 막대기로 한 시간쯤 때리면 혈액순환이 잘 되면서 신장 기능이 좋아진다.

깊은 잠을 잔다.

한 번 잠자리에 누우면 6~8시간을 죽은 듯 잔다.

그는 전립선 질환에서 해방되자 많은 여자를 거느린 친구를 찾아갔다. 친구는 외모도 그저 그렇고 사회적 지위도 엉성한데 그가 연락하면 항상 대기하는 여인이 20명이 넘는다는 소문이 있었다. 그는 평소 우습게 여기던 그 친구를 멘토로, 자신은 멘티가 되었다.

친구가 조곤조곤 말했다.

"아령을 하면 근육이 생기지?"

"그래서… 뜸 들이지 말고 빨리 얘기해."

"거시기도 마찬가지야. 거시기와 고환을 잡고 아래로 잡아당기는 운동을 해야 해.

처음에는 아프지만 점점 적응이 돼. 단전 근육을 단련시키는 운동이야. 가만히 앉아서 단전 호흡을 100년 해 봤자 단전이 단련되는 게 아니야."

친구는 샤워를 할 때 단전 부분에 찬물로 2분, 뜨거운 물로 3분… 이렇게 3회 반복하면서 고환을 포함한 단전 부위를 아래쪽으로 아프게 잡아당겼다.

하루 두 차례 했다.
"내 건강법의 핵심은 검투사 요법이야."
"검투사 요법이라니?"

로마 시대 가장 인기 있는 남자는 검투사였다.
특히 귀족 부인에게 인기가 높았다. 귀족들은 고기를 많이 먹었지
만 검투사는 채식주의자였다. 그들은 채식을 해야 목숨 건 싸움에
서 살 수 있었다.

검투사는 '귀리 먹는 사람'이라고 했다.
고기 먹는 귀족은 밤에 식물이 됐지만 채식만 하는 검투사는 밤에
사나운 맹수가 되었다.
그는 춤을 잘 췄다. 그는 춤방에 가 여자와 만나고 2차를 갔다.
2차를 갈 때 앞장서 가다가 뒤에 오는 여자의 행동을 살폈다.
여자의 반응은 두 가지였다.
1타입… 여자가 쭈뼛쭈뼛 거린다.
2타입… 여자가 대뜸 "뭘 망설여!" 한다.
1타입은 남편에게 들킬까 봐 걱정하는 여자다.
말썽 날 여지가 있다.
2타입은 꺼릴 게 없는 여자다.
뒤탈이 없다.

친구는 여자 선택을 잘하고 여자와 소통을 잘해 한 번 인연을 맺
으면 오래오래 관계를 이어갔다.

친구가 말했다.
"50대에도 발기 불능이 수치인 줄 모르는 부류가 있고 80대에도
발기 불능을 수치로 여기는 부류가 있네."

프랜시스 베이컨이 말했지.
"건강한 몸은 영혼의 안식처, 아픈 몸은 영혼의 감옥이다."
나도 한마디 해야겠어.
"건강한 전립선은 영혼의 안식처고 엉성한 전립선은 영혼의 감옥
이다."

※ 우리 몸은 세포 덩어리다.
세포는 너무 작아 현미경으로 봐야 한다.
큰 세포도 있다. 계란은 한 개의 세포다.
그런데 척추뼈 끝에는 엄지 발가락까지 이어지는 신경세포가 있다.
1m가 넘는다. 척추 수술이나 전립선 수술을 하게 되면 이 신경세포의 줄
이 끊어질 수 있다. 선이 잘리면 성신경 세포가 망가져 발기불능이 된다.

좋은 바이올린인 '스트라디바리우스'도 줄이 끊어지면 무용지물이 된다.

2

인체의 대들보,
전립선과 자궁

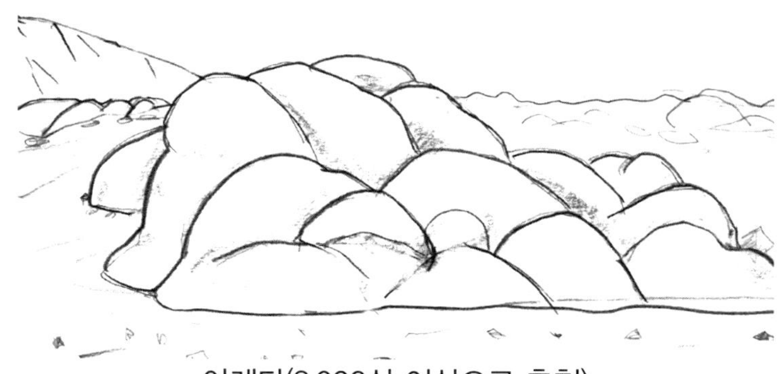

아레타(2,000살 이상으로 추정)

칠레 아타카마 사막

20대 며느리가 60대 초반의 시부모와 왔다.

시어머니는 어른 주먹만 한 크기의 자궁 근종이 있었다.

병원에서는 수술을 해 자궁을 떼 내자고 했다.

시어머니는 수술이 싫었다.

자궁이 없으면 '빈궁마마' 아닌가…

나이 지긋한 원장 수녀님이 젊은 수녀에게 말했다.

"자매님, 나는 이제 여자도 아니에요."

"무슨 말씀이세요?"

"나 생리가 완전히 끊겼어요. 그러니 이제부터는 여자가 아니지요."

젊은 수녀는 늙은 수녀의 말을 이해할 수 없었다.

50세가 넘은 수녀가 생리가 없다고 여자가 아니라니…

50살도 넘는 여자가, 그것도 늙은 수녀가 여자 타령을 하다니 별꼴 다 보는구나 했다.

젊은 며느리는 환갑이 지난 시어머니가

'자궁 절제가 싫다.' 라는 걸 이해할 수 없었다.

쓸모도 없는 자궁을 없애는 게 뭐가 싫지?

시어머니가 말했다.

"침 잘 놓는 사람이 있어요. 그 사람은 침을 써 근종을 없앨 수 있다는데요?"

자궁 근종은 지방 덩어리다. 근종은 자궁에 피딱지가 엉켜 뭉친 지방 덩어리다.

전립선도 마찬가지다. 전립선 질환은 전립선 주위의 피딱지가 엉기고 뭉친 것이다. 전립선에만 지방 덩어리가 있는 게 아니다. 항문과 고환 사이의 '회음혈', 허벅지 안쪽, 사타구니에도 지방이 엉겨 있는 게 전립선 질환이다.

자궁 근종을 제거하면 후유증이 생긴다.

자궁을 지나가는 혈관과 신경 세포에 영향을 준다.

전립선 질환을 수술하면 발기 불능이 생길 수 있는 것도 같은 이유다. 한의학에서는 그곳을 지나가는 경락을 자르면 문제가 있다고 본다.

세포는 종류가 많다. 신장에서 발 쪽으로 뻗친 신경 세포는 그 길이가 1m가 넘는다고 한다. 그러니 자궁 절제나 전립선 수술할 때 이 신경 세포를 손상시킬 수가 있다.

"돼지기름 덩어리를 침을 찔러 없앨 수 있을까?"

며느리와 시어머니는 내 의견에 동의했다.

한의학을 불신하던 시아버지도 내 말에 귀를 기울였다.

시아버지는 미국 동부 지역에서 공부할 때 전립선 질환으로 고생했다. 병원 치료를 했으나 별 차도가 없었다.

의사의 소견은 식이요법을 하면서 지켜보다가 수술을 하자고 했다.

시어머니에게 자궁의 엉긴 피를 없애는 귀출파징탕을 처방했다.

수질 분말을 곁들였다. 지부자, 마치현, 산사, 금앵자, 유백피와 오령산 재료도 추가했다.

귀출파징탕은 향부자, 삼릉, 봉출, 적작약, 당귀미, 청피, 오약, 홍화, 소목, 육계로 구성됐다.

한 달분 처방을 했는데 보름 후 며느리가 전화를 했다.

"약이 다 떨어졌어요. 더 지어 주세요."

다시 한 달분을 보냈다. 이번에도 보름 만에 다 먹고 연락을 했다. 이렇게 석 달이 지났다.

며느리가 혼자 왔다.

"아버님도 어머님 약을 같이 드셨대요. 자궁이나 전립선이나 혈관을 튼튼하게 하는 데 아무 차이가 없다고 하셨어요.

MIT 박사 말을 누가 거스르겠어요?"

시아버지는 수술을 피했다.

전립선 약을 먹다가 중단했다.

'전립선 약은 남성 호르몬을 죽이는 약'이라는 걸 알고 딱 잘라 끊었다.

얼마 전부터 며느리는 시부모 방에서 이상한 소리가 나는 걸 들었다. 처음에는 "이 노인네들이 야동을 보시나." 했다.

시아버지는 전립선 기능이 살아나자 오랜만에 시어머니를 치근댔다. 시어머니는 "이 영감이 미쳤나." 하면서 더 설쳐댔다.

이후, 시어머니는 테레사 수녀처럼 아주 인자한 분으로 환골탈태했다. 시부모의 부부 관계가 잦을수록 시어머니는 건강해지고 인격과 교양이 생겼다.

시어머니는 수십 군데가 아파 수십 가지 약을 먹었다.

항상 사흘 굶은 시어미처럼 오만상을 찌푸렸다.

이제는 모든 약을 버렸다.

날마다 며느리에게 하던 잔소리, 군소리, 신경질도 사라졌다.

여자가 음기로 가득 차면 질병이 생긴다.

특히 재력 있고 교양있는 여자가 부실한 전립선을 가진 남편과 살면 며느리, 애, 개를 못살게 군다.

며느리가 조심스럽게 물었다.

"그 연배에도 그걸 하나요?"

신라 최초의 여왕, 선덕여왕은 환갑이 넘은 나이에도 많은 남자를 거느렸다. 여자의 탈을 쓴 물개였다.

당나라 측천무후의 롤 모델이 선덕여왕이었다.

측천무후는 13살에 당 태종의 후궁으로 들어가 그의 아들과 관계를 가졌고 그 아들이 황제가 되자 권력을 휘두르다가 65세에 여자 황제가 되었다.

남자는 전립선이 건강하면 죽는 날까지 애를 만들 수 있다.

여자는 자궁 기능에 이상이 없으면 70세, 80세가 넘어도 섹스를 즐길 수 있다.

자세한 설명은 생략한다.

남자여! 전립선 기능을 살려라.

여자여! 자궁 기능을 살려라.

－『누우면 죽고 걸으면 산다 4』에 있는 것을 다듬었다.

3

질병을 치료하고
삶을 거덜 내다

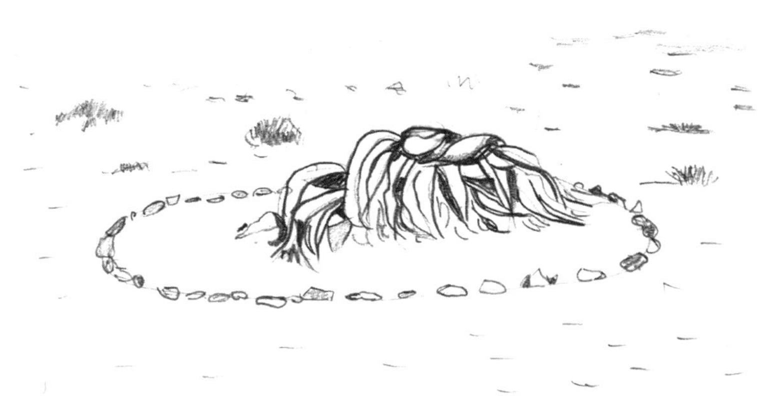

웰위치아 미라발리스(약 2,000살 추청)

나미비아 − 나우클루프트 사막

그는 기침을 오래 했다.

몇 달간 동네 의원에서 치료를 했지만 여전히 기침이 나왔다.

대형 병원에 가 검사를 했다.

폐암 3기였다.

신장, 간에도 전이되었다.

그의 평소 지론은 걷다가 죽기였다.

『누우면 죽고 걸으면 산다』의 마니아였다.

주위에서 항암 치료를 권하면 주장했다.

"암 치료는 암세포와 건강한 세포를 함께 파괴한다.

그 사람 삶에는 아무 관심이 없다.

빈대 잡다 초가삼간 태우는 게 암 치료다."

그는 혈뇨가 자주 나왔다.

오령산에 산사, 금앵자를 넣어 처방하자 혈뇨가 멈췄다.

공진단 추출액을 등에 바르자 기침이 덜 나왔다.

일 년간 신장, 간, 폐를 돕는 처방을 했다.

그는 열심히 산에 다니며 몸 관리를 했다.

폐가 약한 사람은 산소 부족으로 고생한다.

산에는 산소가 많아 폐가 약한 환자는 도움이 된다.

그는 건강에 자신을 가졌다.

"하루 5시간 이상 걷고 밥 잘 먹고 잠 잘 자면 뭘 더 바라나.

더 이상 욕심내면 도둑놈이지…"

숲이 우거진 산에는 산소가 많다.

그런데 이건 낮에만 해당된다.

식물은 햇빛과 이산화탄소로 광합성을 하지만 여전히 호흡은 동물처럼 산소를 마시고 이산화탄소를 내보낸다.

밤이나 흐린 날에는 광합성을 하지 않거나 약하게 해 산에 가면 별 도움이 되지 않는다.

그가 올 때가 됐는데 오지 않았다.

2년이 지나 부인이 찾아왔다.

그들은 특정 지역의 아파트를 몇 채 샀는데 4년 사이에 3배 이상 올랐다.

평소 10억 정도의 재산이 그들의 노후 목표였는데 순식간에 100억대 재산이 되었다.

남편은 비싼 차를 사더니 외국에서 가 비싼 치료를 받겠다고 우겼다.

“거의 모든 사람이 역경을 견딜 수 있다.

그 사람의 인간 됨됨이를 알고 싶다면 그에게 권력을 줘 봐라.”

에이브러햄 링컨의 말이다.

아무리 겸손한 사람도 권력을 잡으면 뇌 구조가 변한다.

재산도 마찬가지다.

분수에 넘친 재산은 사람을 미치게 한다.

그는 큰 재산을 손에 쥐자 딴사람이 되었다.

외국에 다녀온 남편은 고통 속에서 죽었다.

그는 그럭저럭 살아갈 수 있었는데 분수에 넘치는 돈이 생기자 판
단에 오류가 생겼다.

그냥 걷다가 죽을 마음이 큰돈을 써 치료하면 낫는다는 것으로 변
했다.

그는 벼룩을 잡고 초가삼간을 태웠다.

4

재수 없는 놈, 멍청한 놈, 밥맛없는 놈

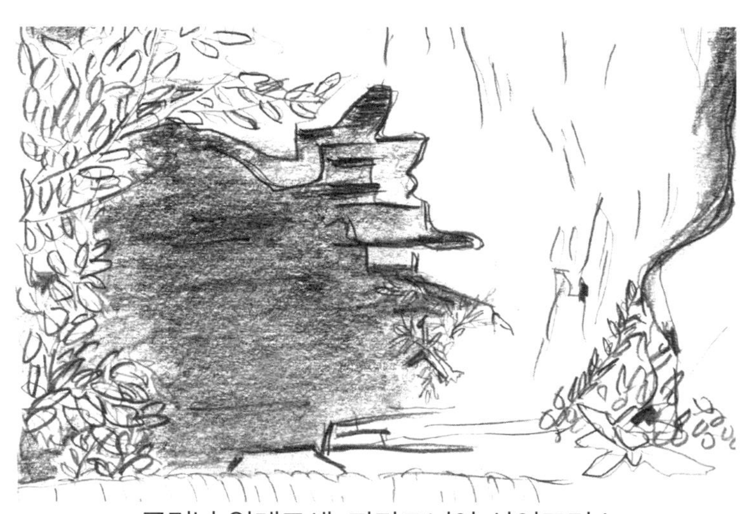

구멍난 알레르세, 파타고니아 사이프러스
칠레 말레르세 안디노 국립공원

세 가지 유혹이 있다.

1. 스승 되기 유혹

2. 부처님 되기 유혹

3. 검열관 되기 유혹

세상을 살면서 조심해야 할 유혹들이다.

"상대에게 뭔가 가르쳐 줘야지."

상대를 가르치려는 태도는 상대를 무시하고 내가 잘났다고 여기는 교만한 마음이다.

이런 놈과 있으면 불쾌하다.

재수 없는 놈이다.

"나는 부처님처럼 다 알고 있다."

자기 자신은 세상사 모든 것을 다 알고 있는 듯 지껄인다.

과거, 현재는 물론 미래도 다 안다.

세상에 모르는 게 없다.

이런 게 지도자가 되면 많은 사람이 피곤하다.

멍청한 놈이다.

"이건 옳고 저건 그르다."
사사건건 시시비비를 가려 따진다.
둥글둥글 넘어가는 게 없다.
일일이 따진다.
이런 게 이웃에 있으면 짜증 난다.
밥맛없는 놈이다.

재수 없는 놈, 멍청한 놈, 밥맛없는 놈이 되지 말자.
서정오는 『옛 이야기 보따리』에서 이야기꾼이 피해야 할 것으로
세 가지 유혹을 들었다.

상대를 가르치려는 마음, 세상을 다 알려는 마음, 일일이 따지려
는 마음…
이딴 게 없다면 세상은 한 번 다녀갈 만한, 살 만한 곳이 된다.

5

그는 빛을 통해
빛을 얻었다

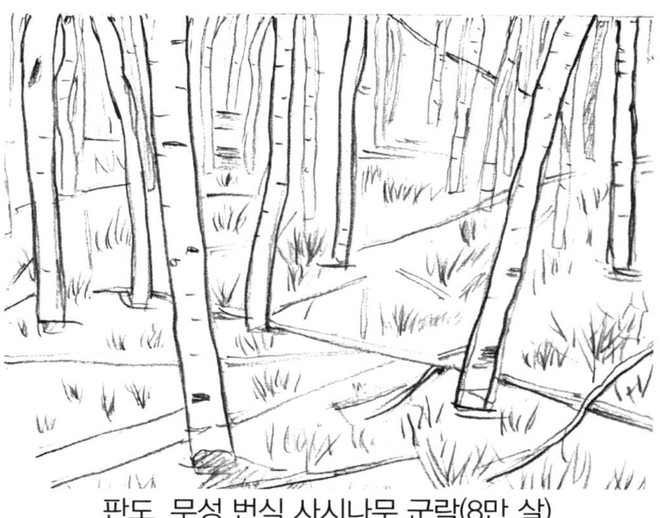

판도. 무성 번식 사시나무 군락(8만 살)
미국 유타 주 피시 호

그는 넉넉한 집에서 태어나 넉넉하게 살았다.
세상에 많은 어려움을 마주할 기회가 없었다.
몇 년 전, 카지노에 빠져 큰 빚을 지면서 파산했다.
미국에 간 아들은 눈치 없이 돈 달라는 연락만 했다.
모델 출신 아내는 집을 나갔다.

평소 마약과 알콜 마니아였던 그에게 심한 스트레스가 덮치자 순식간에 전립선 질환과 간 경화가 찾아왔다.
50대에 처음 찾아온 경제 문제, 건강 문제는 그를 죽음으로 내몰았다.

그는 날마다 천 번쯤 칼에 찔린 채 죽어가는 괴로움을 겪었다.
그의 삶은 이미 닳아 용도가 끝난 폐타이어 신세였다.
그의 부친은 오랫동안 간 경화, 간암 치료를 받으며 엉망인 삶을 살다 죽었다.

부친이 유언을 남겼다.
"첫째, 남의 보증을 서지 마라.
둘째, 도박을 하지 마라.

셋째, 나 같은 병에 걸리면 병원 치료하지 마라.”
그는 부친의 두 번째 유언을 거스르다 망했지만 세 번째 유언은
실천했다.
그는 그냥저냥 지내다 죽기로 했다.

그가 경멸하는 철학자가 있었다.
실존 철학자 키르케고르는
“이론보다 삶이 중요하다.”라고 했다.
그는 평생 부모 유산으로 살았다.
이 실존 철학자는 돈이 떨어지자 길바닥에 쓰러져 죽었다.
42살의 젊은 나이에…

“약은 밥보다 못하고 밥은 걷기보다 못하다.”
허준, 히포크라테스가 이구동성으로 말했다.

그는 도보 여행길을 떠났다.
여행길이 아니라 죽음으로 가는 몸부림이었다.
그의 배낭에는 일인용 천막과 취사도구, 누룽지, 숭늉이 담긴 보
온병이 있었다.
그는 산길을 따라 걸었다.
천천히 천천히 걸었다.

발이 움직이는 대로 걸었다.

배고프면 먹었다.

주로 누룽지를 먹었다.

숭늉을 마셨다.

옛날, 산길을 다닌 사람들은 엿을 먹거나 초콜릿을 먹었는데 그는 누룽지를 먹었다.

당분이 많이 든 음식은 간 질환에 해로워 누룽지를 택했다.

'죽으려고 떠난 길인데 죽을까 봐 겁내다니…'

속으로 웃음이 나왔다.

인간의 이성이나 영혼은 몸과 따로따로 움직인다.

피아니스트는 복잡하고 빠른 피아노곡을 몸으로 친다.

생각을 하면서 치는 게 아니라 손가락이 저절로 움직인다.

날아가는 표적을 맞히는 클레이 사격도 눈으로 보고 총을 쏘는 게 아니다.

눈으로 목표물을 보면 늦는다.

야구 선수가 투수의 공을 보고 방망이를 휘두르면 이미 공은 지나가 버린 다음이다.

페널티 킥을 막는 골키퍼도 마찬가지다.

이성이나 영혼보다 육체가 먼저다.

그는 하루 종일 걸었다.

해가 지면 계곡에 천막을 치고 땀에 젖은 옷을 빨아 널었다.

누룽지를 끓여 새우젓과 같이 먹었다.

홀랑 벗고 침낭에 들어갔다. (옷이 겉옷이나 속옷이나 한 벌 뿐이
라 이렇게 할 수밖에 없었다.)

깊은 잠이 들었다.

해 지면 자고 해 뜨면 일어났다.

주섬주섬 옷을 입고 누룽지를 먹고 걸었다.

그는 아무리 길어도 30~40일쯤 지나면 죽을 것으로 예상했다.

의사의 진단이 그랬다.

그는 목욕을 하지 않았다.

계곡 물에 들어갔다 나온 게 전부였다.

비누가 없으니 비누칠을 할 수 없었다.

이도 닦지 않았다.

그냥 숭늉을 마시면서 입안을 헹궜다.

비 오는 날에는 땀에 찐 옷을 그대로 입고 잤다.

봄에 보이던 개나리, 진달래가 단풍으로 바뀌었다.

4월에 집을 나섰는데 10월이 되었다.

6개월이 지났다.

그는 아직 죽지 않았다.

아무거나 먹고 아무 데서나 자도 아무렇지도 않은 몸이 되었다.

그동안 감기 한 번 걸리지 않았다.

옆구리, 허리와 무릎이 아팠지만 '죽을 몸, 이따위가 문젠가?' 하니까 통증이 사라졌다.

3개월쯤 지났을 때, 그는 산다는 게 뭔지 생각했다.

'죽음의 수용소'에서 살아남은 빅터 프랭클의 말이 들렸다.

"산다는 것은 곧 시련을 이겨내는 것이고 살아남으려면 그 시련 속에서 의미를 찾아야 한다."

그는 알았다.

'아무거나 먹고 아무 데서나 자도 아무렇지도 않은 몸…

이것이 고통을 이기는 길이고, 질병을 이기는 길이구나.'

어려움을 겪자 니체의 말을 이해할 수 있었다.

"왜 살아야 하는지 아는 사람은 그 어떤 상황도 견딜 수 있다."

그는 빚을 통해 빛을 얻었다.

6

로맨스 마니아 남편과
구안와사

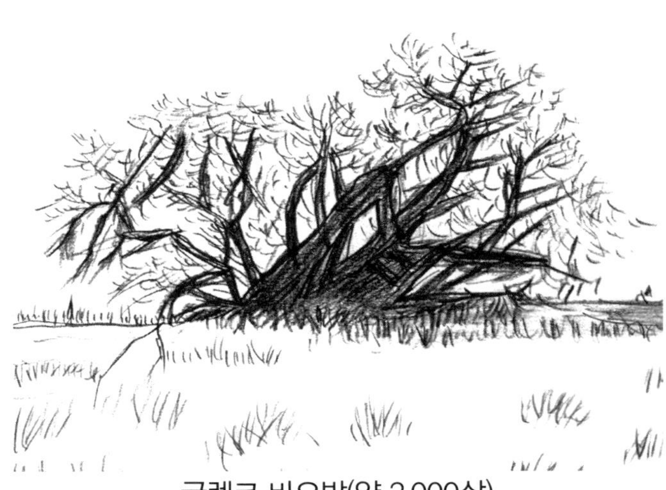

글렌코 바오밥(약 2,000살)
남아프리카공화국 림포포 주

그는 송혜교 같은 미모에 S 대학을 나왔다.

맘씨 좋고 학벌 좋고 인물 좋고 재산 많은 남자와 결혼했다.

애 둘을 낳았다.

어느 날, 심심풀이로 친구들과 용하다는 점쟁이에게 갔다.

점쟁이가 여인에게 반말로 지껄였다.

"당신 남편은 삼천 궁녀를 거느리고 있어."

여인은 화를 냈다.

"내 남편은 나 외에 딴 여자는 쳐다도 안 봐요."

남편은 밤마다 아내를 만족시켰다.

점집을 나오면서 여인은 마음이 찜찜했다.

혹시나 했다.

그는 흥신소 직원에게 남편 뒷조사를 시켰다.

한 달 후 흥신소 직원이 많은 사진을 가지고 왔다.

남편은 날마다 새 여자와 호텔에서 만나 두세 시간을 보냈다.

남편은 로맨스 마니아였다.

그는 낮에는 새 여자와 밤에는 아내와 소통을 한 변강쇠형 로맨스
중독자였다.

점쟁이의 말은 99.9% 맞았다.

보고서를 보는 순간, 부인은 "악!" 소리를 내며 쓰러졌다.

병원에서 의식을 찾았다.

얼굴이 일그러져 있었다.

구안와사가 심했다.

5년간 치료를 했다.

외국 병원도 다녀왔다.

여전했다.

여인은 얼굴이 제일 큰 자존감이고 삶의 힘이었다.

죽고 싶었다.

몇 번 자살을 하려다 실패했다.

어느 날, 파출부로 온 할멈이 말했다.

"제 고향에서는 와사풍(구안와사)에 드렁허리를 써요."

부인은 미국 프로 야구 선수의 일이 떠올랐다.

야구선수는 자주 부상을 당했다.

의사 처방을 따라 약 먹고 집에서 얼음찜질을 했다.

별 도움이 안 됐다.

그를 지켜본 멕시코 가정부가 말했다.

"우리 고향에서는 그런 부상에 뜨거운 모래로 찜질을 하는데 잘

났지요."

야구 선수는 뜨거운 핫팩을 쓰자 부상이 빨리 치료되었다.

멕시코 가정부의 경험이 비싼 처방료를 받는 의사보다 윗급이었다.

부인은 파출부에게 물었다.

"드렁허리가 뭐예요?"

"뱀장어 비슷한 건데 논두렁을 잘 파 드렁허리라고 한대요."

"이 드렁허리의 대가리를 줄에 매달면 피가 꼬리 쪽에 몰려요. 그 때 꼬리를 자르면 피가 나오지요. 이 피를 얼굴에 바르면 돼요."

부인은 날마다 살아있는 드렁허리를 사다가 피를 받아 얼굴에 발랐다.

드렁허리는 냄새가 고약하다.

민물고기 중에서 비린내가 제일 많이 난다.

부인은 '냄새가 고약하게 나는 걸 보니 약효도 있겠구나…'라고 생각하니 냄새가 고소했다.

고약한 냄새를 고소하게 맡으며 얼굴에 드렁허리 피를 바른 지 석 달이 지났다.

부인의 얼굴은 정상이 되었다.

평소 까다롭던 성격이 변했다.

아무 음식이나 잘 먹고 아무 옷이나 편안하게 잘 입었다.

드렁허리의 고약한 냄새가 부인의 얼굴은 물론 마음씨까지 바꿨
다.
FDA에서는 20% 효과가 있으면 허가를 내 주는 약들이 많다.
류머티스성 관절염 따위의 약들이 그렇다.
그러니까 약효의 80%는 위약 효과, 심리 효과다.

구안와사에 드렁허리가 얼마나 효과가 있는지 증명된 건 없다.
그러나 독한 비린내를 참고 석 달간 정성을 들인다면 자율 신경이
튼튼하게 돼 어떤 질병도 이길 수 있다.
냄새가 고약한 피를 얼굴에 바르면서 여인은 남편에 대한 증오심
이 사라지고 얼굴에 관한 관점이 변했다.
마음이 편안하게 되었다.

유대인 포로수용소에서는 누구나 몇 년이 지나도 이를 닦지 않았
다. 아예 칫솔이나 치약이 없었다.
그들은 심한 영양 부족, 비타민 부족으로 죽은 목숨과 같다.
그런데 '그들의 잇몸은 다 튼튼했다.'라고 같은 수용소에서 있던
유대인 의사 프랭클이 기록했다.
그들은 러닝셔츠 한 개를 일 년 내내 입었다.
날마다 중노동을 했다.
일하다 상처가 많이 났다.

다음 날 상처는 감쪽같이 사라졌다.

누구도 상처가 덧나거나 곪지 않았다.

충청도 지역에 사는 노파가 있었다.

무릎이 아파 고생했다. 병원에는 가지 않았다.

친구들이 병원을 자주 다니다 아픈 무릎은 낫지 않고 신장병으로

고생하는 것을 보았다.

노파는 살아있는 드렁허리를 구했다.

머리를 매달아 꼬리를 잘라 피를 받았다.

노파는 이 피를 밀가루를 담은 그릇에 받았다.

그는 피와 밀가루를 개서 환약을 만들어 먹었다.

6개월이 지나자 노파는 지팡이 없어 다닐 수 있었다.

구부러진 허리도 펴졌다.

어느 섬에는 수로와 저수지, 논에 드렁허리가 많았다.

사내 노릇이 시원치 않은 남편을 둔 아낙네들은 수시로 드렁허리

를 통째로 삶아 서방에게 먹였다.

섬에는 아이들이 바글바글했다.

간혹 70대 노인들이 젊은 여자를 임신시키는 불상사도 있었다.

아낙네들은 뱀이나 자라나 물개 거시기나 그 어떤 것보다 드렁허

리가 사내들 거시기에 황제라고 했다.

7

최악의 상황을 최고의 기회로

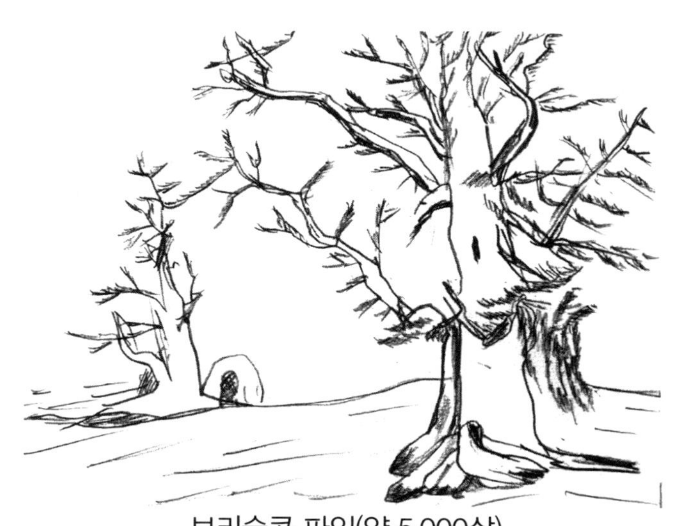

브리슬콘 파인(약 5,000살)
美 칼리포니아 주 화이트 산맥

수지침의 대가가 있었다.

서울 종로 한복판에서 진료를 했는데 많은 환자들이 찾아왔다.

치료를 받으려는 사람들이 일 년 내내 줄을 섰다.

돈을 많이 벌었다.

근처 빌딩을 여러 개 샀다.

주위에서 돌팔이, 무면허 사기꾼이라고 경찰에 고발했다.

감옥에 갔다.

그는 감옥에서 곰곰이 생각했다.

"닭 대신 꿩이다."

침 대신 손가락을 쓰면 그게 그거 아닌가?

그는 하루 종일 팔굽혀펴기를 했다.

손가락으로 했다.

엄지, 검지만으로도 팔굽혀펴기를 할 수 있었다.

틈틈이 발가락의 때를 벗겨 맛보았다.

기분 좋은 날은 때에서 향기가 나고 기분 나쁜 날은 때에서 고약한 맛이 났다.

'마음씨를 잘 쓰는 게 이렇게 중요하구나.'

그는 참선을 하면서 마음을 다스렸다.

전에는 '나를 고발한 놈들을 어떻게 거덜 내나…'라는 생각만 했다.

그런데 참선을 하자 마음이 변했다.

'내가 자격이 없이 진료를 했으니 고발을 하는 건 당연하다.

다 내 잘못이다.'

그러자 그의 발가락에서는 향기만 나왔다.

그는 365일 만에 출소했다.

넓은 마음과 괴력의 손가락이 된 채…

그는 다시 종로 보령 약국 근처에 진료소를 차렸다.

그는 손가락으로 아픈 곳을 찾아내는 귀신이 됐다.

그의 손은 저절로 환자의 아픈 혈을 찾아 막힌 것을 풀었다.

손가락만으로 많은 사람을 고쳤다.

그가 손가락으로 사람을 고치는 사이에 그의 머리카락이 까맣게 됐다.

약간 대머리 기운이 있었는데 감옥에서 고민을 하자 스님 같은 번쩍이는 대머리가 됐다.

그런데 손가락으로 치료를 하자 검은 머리카락이 잔뜩 나 젊은이처럼 됐다.

환자를 치료하면서 10정혈(10개의 손가락 끝의 혈)을 자극하자
그 자신도 건강하게, 젊게 되었다.
그가 손가락 힘의 대가가 되자 그의 허리 힘도 덩달아 대가가 되
었다.

그의 친지 중에 여자 소통의 달인이 있었다.
'여자 달인' 친구가 말했다.
"나 얼마 전 대단한 여자를 만났어."
"뭔 소리야?"
"글쎄, 한 번에 10여 차례 하늘에 가는 여자를 보았네."
"여자가 가는 게 아니고 네가 보낸 거지. 그런데 뭐가 대단해?"
그는 대가가 대수롭지 않게 여기자
"이해가 안 가? 이런 건 경험이 없으면 알 수 없지."

대가가 말했다.
"나는 28번이나 하늘나라로 가는 여자를 보았네."
친구가 물었다.
"뻥이지? 어떻게 그런 경지에 갈 수 있지?"
"자세한 설명을 생략한다. 곰곰이 생각해라."
그가 귀신같은 솜씨로 환자 환부의 경락을 풀고 그들의 머리 전체
를 10개의 손가락으로 두드리자 별별 난치병, 불치병이 거의 다

치료됐다.

감옥 가기 전보다 훨씬 많은 돈이 들어왔다.

친지가 많이 생겼다.

다 손을 벌렸다.

그들이 달라는 대로 주었다.

보증도 많이 섰다.

돈은 잘 벌릴 때가 있다.

그의 전성기는 7년 만에 끝났다.

아무리 돈이 많이 들어와도 친지들 뒷감당을 하랴 여자들 주랴 하
니 돈이 남아나지 않았다.

전성기가 끝나자 무일푼이 되었다.

그는 미국으로 떠났다.

1960년대, 국민 소득 100달러 시대…

수지침의 달인 이야기다.

손끝 열 군데, 발끝 열 군데, 귀에는 오장육부와 연결된 경혈이
있다.

이곳을 자극하면 온몸의 경락이 열린다.

아픈 것은 막힌 것이다.

경락이 열리면 아픈 곳 즉 막힌 곳이 열린다.

세 군데를 다 다스리면 좋지만 한 군데만 다스려도 건강한 몸이 된다.

열 손가락으로 머리 두드리기는 것을 조탁법(鳥:새 조, 啄:두드릴 탁)이라 한다.

인터넷에 여러 버전으로 잔뜩 나와 있다.

8

건강과 시냅스

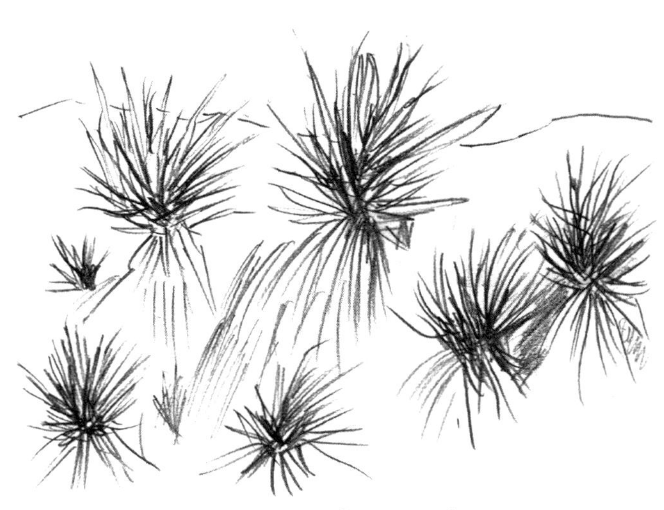

모하비유카(12,000살)
美 칼리포니아 주 모하비 사막

건강 관리법이 많다.

하늘의 별만큼 많다.

많은 사람이 효과를 본 것 몇 개를 소개한다.

1. 손끝 열 군데 10정혈

2. 발끝 열 군데 10정혈

3. 귀 전체

이 세 곳에는 오장육부와 연결된 경혈이 있다.

이 경혈을 다스리면 오장육부에 연결된 경락을 통하여 온몸의 기능이 제 역할을 한다.

경락은 연결 고리로 인공 지능의 '시냅스'에 해당한다.

시냅스가 튼튼하면 한의학에서는 '기순환이 잘 된다', 현대 의학에서는 '혈액순환이 잘 된다'고 한다.

온몸이 건강해진다.

1, 2, 3 가운데 자신에게 편리한 곳을 찾아 자극을 줘도 좋고 여유 있는 사람은 모두 하면 더 좋다.

하나 더…

입안은 세균의 창고다.

좋은 세균, 나쁜 세균들이 잔뜩 모여있다.

건강에 이상이 있으면 나쁜 세균들이 활개를 쳐 입안에 염증이 생긴다.

입안에 염증이 있으면 입안은 물론 오장육부가 탈이 난다.

오장육부의 고장은 입안에 염증 반응을 일으킨다.

입안을 튼튼하게 하면 오장육부의 질병도 사라진다.

입과 연결된 경락, 연결고리인 시냅스가 튼튼해진 탓이다.

노인은 어릴 때부터 입병이 많았다.

툭하면 입안에 염증이 생겨 자극성 있는 음식을 먹지 못했다.

이와 잇몸이 아파 딱딱한 음식을 못 먹고 잘 씹지 못하자 위장병이 생겼다.

자주 설사를 하고 감기를 달고 살았다.

그는 고등학생 때 강원도 산골로 여행을 갔다.

다 쓰러져가는 초가집에 방을 얻었다.

자동차는 물론 전기나 전화도 없었다.

당연히 수세식 변소도 없었다.

70대 할아버지가 쌀 한 가마를 지게에 지고 집으로 들어왔다.

학생이 노인에게 물었다.

"그 무거운 짐을 어떻게 지세요?"

"예전에는 두 가마를 날랐어.

한 가마에 80kg이니 160kg이지.

이걸 지고 20분 이상 다닌 적이 있어.

대부분 남자들은 이 정도의 힘은 있었어.

간혹 힘센 장사가 있었지.

마을에 한 명 정도 될까 말까 했어.

이 사람은 세 가마, 240kg을 거뜬히 지고 다녔지."

노인은 말을 이었다.

"나이 70이 넘으니 이제는 한 가마밖에 못 져."

민박집 할아버지와 같이 식사를 했다.

밥상에 자반고등어가 올라왔다.

할아버지는 자반고등어 대가리를 통째로 씹어 먹었다.

마치 맹수가 산돼지 뼈다귀를 씹어 먹듯 했다.

젊은이는 생선 가시도 씹지 못하는 데 노인이 커다란 생선 대가리

를 우두둑 우두둑 씹어 먹는 게 신기했다.

그가 깨작깨작 밥 먹는 것을 본 노인이 물었다.

"학생! 어디 아파?"

"이가 아파 잘 씹어 먹지를 못해요."

노인이 말했다.

"입안이 튼튼해야 온몸이 건강하고 안 아프고 오래 살아.

입안에 염증이 있으면 충치, 풍치가 생기고 턱관절이 아프고 온몸

이 아파."

노인은 하루 다섯 번 양치질을 했다.

1. 아침 자리에서 일어난 후

2. 식후 세 번

3. 자기 전

그는 먼저 기름집에서 짠 참기름으로 2분간 가글을 하고 뱉은 후

소주로 20초간 가글을 했다.

소주로 가글을 하고 뱉은 후 진한 소금물에 담가 놓은 칫솔로 2분

간 양치질을 한 후 물로 입안을 헹궜다.

산골 노인은 어릴 때부터 이런 방법으로 양치질을 했다.

노인은 한 번도 치과에 간 적이 없고 입안에 염증이 생긴 적이 없

었다. 치약을 쓴 적이 없었다.

그는 감기는 물론 내과 질환에도 문제가 없었다.

젊은이는 산골 노인에게 입안 관리법을 배웠다.

거의 70년의 세월이 흘렀다.

10대 학생은 80대 노인이 되었다.

노인은 금년 83세로 모든 치아가 자기 것이다.

노인의 친구들은 30~40여 년 전부터 충치, 풍치로 고생을 하고 틀니, 임플란트를 했다.

그들은 몸이 고장 나 병원을 드나들다 거의 다 저세상으로 갔다.

노인은 치과는 물론 병원에 간 기억이 없다.

부인은 그보다 12살 적다.

그는 결혼 전, 몸이 약해 골골했다.

특히 풍치, 턱관절 통증 따위로 고생했다.

결혼 후 남편처럼 잇몸관리를 하자 건강한 몸이 되었다.

80대인 지금도 운동선수처럼 건강하다.

부부는 주중에 한 번 백운대에 오른다.

노인은 산에 오를 때마다 배낭에 벽돌을 넣고 다닌다.

처음에는 5kg도 무거웠다.

한 달이 지나자 10kg으로 늘려도 가뿐했다.

1년 후 그는 30kg을 지고 산에 가는 힘센 청년이 되었다.

지금은 5kg으로 줄였다.

대신 팔굽혀펴기를 한다.

한 번에 60개씩 하루 10차례 한다.

1시간~2시간을 걷거나 여의치 않으면 30층 계단을 올라간다.

9

의협심과 불치병

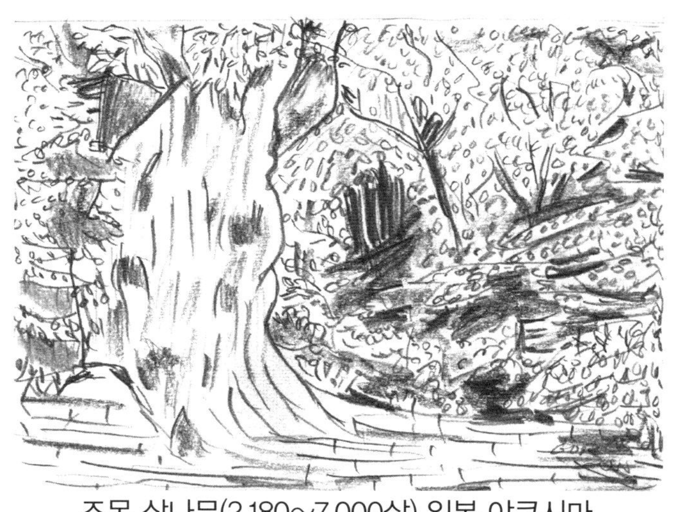

조몬 삼나무(2,180~7,000살) 일본 야쿠시마

일본 삼나무

『삼국지연의』는 명나라 초기의 작가 나관중이 쓴 구어체 소설이다. 그는 도원결의로 의형제가 된 유비, 관우, 장비의 의협심을 소중하게 다뤘다.
아무리 정치가 간지와 속임수의 세계라지만 의협심은 소중한 가치였다.

『한국독립운동지혈사』를 쓴 박은식은 한국인의 '의협심'을 높이 평가했다.
그는 7 열사를 꼽았다.
장인환, 전명훈, 안중근, 이재명, 김정익, 안명근, 강우규…

러시아 한인들은 독립단체 '대한국민회의'를 만들었다.
노인들로 결성한 '노인동맹단'도 있었다.
특별한 노인들이 회원이 되었다.
'노인동맹단' 회원 강우규는 블라디보스토크에서 동지들과 한국에 왔다.
그는 조선 총독으로 부임하는 사이토 마코토에게 폭탄을 던졌다.
법정에서 한국의 독립과 동양 평화를 외쳤다.
모진 고문 끝에 사형 선고를 받았다.

형장에서 생을 마감했다.

그의 나이 65세였다.

면암 최익현은 대한제국에서 의병을 일으켰다.

일본군에게 잡혀 대마도 감옥에 들어갔다.

그는 떠나기 전 짚신에 흙을 잔뜩 넣었다.

"일본놈 땅은 조금도 밟지 않겠다."라고 했다.

그는 대마도 감옥에서 외쳤다.

"왜놈 것은 음식은커녕 물 한 방울도 마시지 않겠다."

그는 14일 만에 죽었다.

굶어 죽었다.

그의 나이 74세였다. (최익현은 1906년 8월 27일 대마도에 끌려

갔다가 다음 해, 1월 1일에 죽었다. 단식 이틀 만에 밥을 먹다 풍

토병으로 죽었다.)

한국 노인들의 의협심은 대단했다.

불치병에 걸렸을 때 가장 중요한 것은 무엇일까?

의협심이다.

내 몸을 지키는 의협심…

10

정신적 백신과 육체적 백신

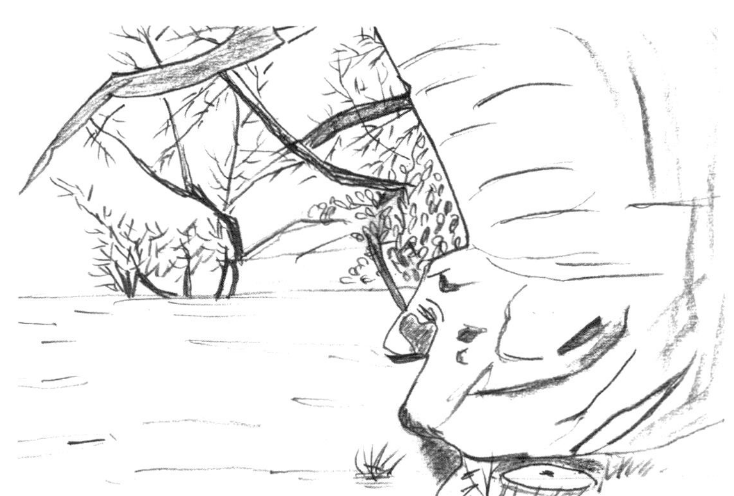

사골라 바오밥나무(2,000살) 남아프리카 림포포 주

통증이나 우울증은 환자 자신이 얼마나 아픈지, 얼마나 우울한지를 결정하는 주관적 병이다.
새로운 약을 개발하면 약효 실험을 한다.

예를 들면 100명의 환자를 둘로 나눠 50명에게는 새 약을, 나머지 50명에게는 형태는 같지만 아무런 약효가 없는 가짜 약을 먹인다.
일정 기간 지난 후 새 약을 먹은 사람이 가짜 약을 먹은 사람보다 더 약효가 있다고 여기면 그 약은 효능이 있다고 판정한다.

그런데 가짜 약을 먹은 사람도 효과가 있다고 여기는 경우가 많다.
가짜 약을 먹은 사람도 약을 먹었다는 자체로 어느 정도 치료 효과를 본다.
이를 위약 효과라 한다.

영국에서 항우울제 치료 효과 논문이 발표됐다.
우울증 치료에서 위약 효과는 35%~40%였다.
퇴행성 관절염은 75%가 위약 효과였다.
실제 약이나 시술로 효과를 본 사람은 25%였다.

주관적 질환, 즉 통증이나 우울증은 투여되는 약보다는 환자의 믿음이 더 중요하다는 사례다.

치료 효과를 믿는 기대감, 의사의 신뢰성, 환경의 영향이 더 크다.

불치병 환자는 대부분 통증이나 우울증을 같이 겪는다.

불치병 자체는 믿을만한 약이 거의 없다.

그런데 통증과 우울증도 믿을만한 약이 25%밖에 안 된다니 얼마나 황당한 상황인가?

불치병에 걸린 사람이 올바른 치료법을 만나는 것은 행운이다.

가장 큰 행운은 병을 이길 수 있다는 신념이다.

평소 어려움에 처했을 때 이를 극복할 맷집을 기르는 게 최고의 백신이다.

11

그냥 살어…

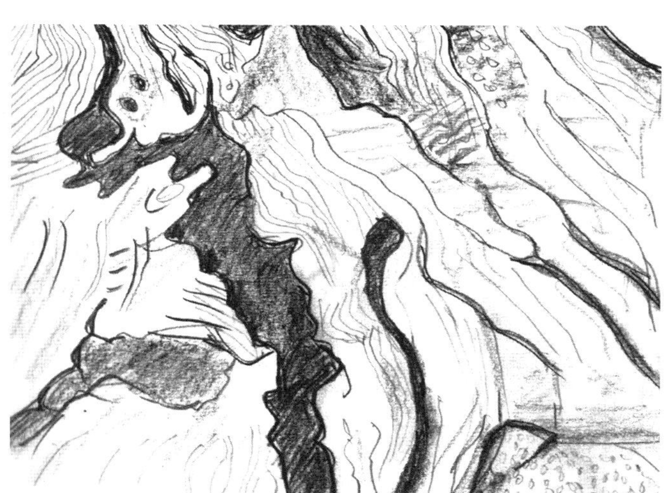

100마리 말의 밤나무(3,000살) 시실리아 산팔피오

이산화탄소+산소+햇빛+물=?

이게 뭘까?

사람이야…

이치를 따지면 다툼이 생기고 인정에 치우치면 휩쓸리게 되고 주장을 내세우면 남들이 불편하고… 사는 게 이래저래 힘들다.

하늘을 보니 새들이 날아간다.

새들은 내일이나 모레는 생각 않고 오직 날기만 한다.

이치니 인정이니 주장이니… 이런 걸 따질 틈이 없다.

알베르트 슈바이처는 누구나 안다.

24살에 철학 박사 학위를 받았다. 다음 해 신학 박사 학위를 받았다. 유명한 파이프 오르간 연주자가 되었다.

어느 날, 아프리카에서 고통받는 사람이 많다는 뉴스를 읽었다.

의사가 되었다. 가까운 사람들에게 말했다.

"나 아프리카에 갈래…"

주위에서 벌떼처럼 들고일어나 반대했다.

제일 심하게 반대하고 비난하는 무리들이 있었다.

누굴까? '의사와 목사…'

그들은 자기 자신은 하기 싫고 남이 유명해지는 게 싫었다.
슈바이처는 60년간 자기가 좋아하는 일을 하다가 세상을 떠났다.

인간이 뭐냐?
주로 식물을 먹고 산다. 식물은 광합성으로 영양분을 만든다. 광합성은 이산화탄소, 햇빛, 물로 영양분을 만드는 것이다.
우리는 이것을 먹으면서 산소를 마시고 햇빛을 쬐고 물을 마신다.
인간은 이산화탄소, 산소, 햇빛, 물을 재료로 대강대강 섞은 것이다. 별것도 아닌 인간이 별것인 것처럼 살려니 고달프다.
그냥 살어.

실제로 사람을 만들려면 59가지 원소가 필요하다.
그중 6가지인 탄소, 산소, 수소, 질소, 칼슘, 인이 99.9%다.
나머지는 의외의 원소다. 카드뮴, 몰리브덴, 바나듐, 망가니즈, 주석, 구리, 코발트, 크롬, 토튬, 지르코늄, 니오븀, 사마륨….
사람에게 가장 큰 비중을 차지하는 것은 산소로 61%다.
우리 몸이 이런 기체로 이루어졌으면 풍선처럼 둥둥 떠야 한다.
그런데 이 산소는 인체의 10%를 차지하는 수소와 결합해 물이 된다. - 빌 브라이슨의 『바디 우리 몸 안내서』에서

그러니까 인체의 71%는 물이다.

물… 물… 좋은 물, 숭늉을 잘 먹는 게 으뜸이다.

평화는 전쟁의 불꽃 속에서 피고
삶은 죽음 속에서 나온다.
기쁨은 근심 걱정 속에서 나오고
사랑은 미움 속에서 나온다.
생명이 가는 길은 언제나 험하다.
늘 불가능한 길을 가능하게 하는 길이다.

거창하게 생각 말고 그냥 살어.
따지지 말고 그냥 살어.

병이 뭐냐?
사람의 주성분인 이산화탄소, 산소, 햇빛, 물이 잘못 섞인 것이다.
누구나 이산화탄소, 산소, 햇빛은 쉽게 구할 수 있지만 물만은 똑
똑한 것을 찾아야 한다.
뭐가 똑똑한 물인가?
숭늉…
누구나 잘 아는 거니 자세한 설명은 생략한다.
숭늉만 잘 먹어도 건강하게 잘 살 수 있다.

12

따듯한 숭늉이 먼저다

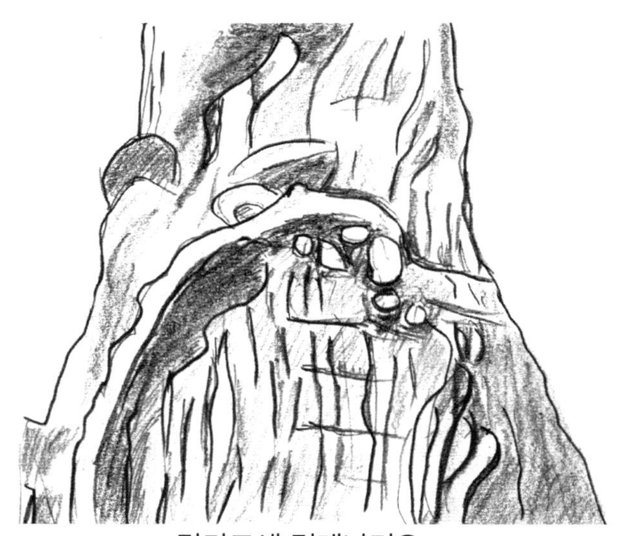

말라르세 밀레나리오
파타고니아 사이프러스(2,200살)
칠레 알레르세 코스테로 국립공원

아침에 눈을 뜨면 먼저 따듯한 숭늉을 2~3잔 마셔라.

혈관 청소에 도움이 되는 '물먹기'다.

혈관이 깨끗해지면 대부분의 병은 사라진다.

숭늉을 마신 후 한 시간 지나 빵이나 밥이나 약이나 커피, 음식을
먹어라.

가급적 자기 입맛에 맞게 숭늉을 마셔라.

누구는 아주 진하게, 누구는 덜 진하게 마신다.

사람마다 다르다.

낮에는 숭늉에 두유나 우유, 계핏가루를 섞어 마시는 사람이 있다.

다 자기 취향대로 먹는다.

뚱뚱해 고민하던 어느 피아니스트는 이 숭늉에 마른 연꽃을 우려
일 년간 먹었더니 체중이 빠져 무대에서 연주를 했다. (연자육은
연꽃의 열매로 강심 작용과 혈관을 깨끗하게 한다.)

어떤 암 환자는 일 년간 이렇게 숭늉을 마시고 누룽지를 먹고 병
을 이겼다.

일본 의사들이 말한 것을 첨부한다.

참고해라.

일본 의사 그룹은 따뜻한 물이 건강 문제를 해결하는 데 100% 효과적이라는 것을 확인했다.

1. 편두통

2. 고혈압

3. 저혈압

4. 관절 통증

5. 갑작스러운 심장 박동 증가 및 감소

6. 간질

7. 콜레스테롤 수치의 증가

8. 기침

9. 신체적 불편

10. 골루 통증

11. 천식

12. 백일해 기침

13. 정맥의 막힘

14. 자궁 및 소변과 관련된 질병

15. 위장병

16. 식욕 부진

17. 또한 모든 질병은 눈, 귀, 목에 관련된다.

18. 두통

아침에 일어나 공복에 따뜻한 물을 약 4잔 마셔라.

처음에는 4잔의 물 마시기가 힘들 수는 있어도 천천히 적응해라.

물을 마신 후 45분 동안 아무것도 먹지 마라.

따뜻한 물 요법은 다음과 같은 적정한 기간 내에 당신의 건강 문제를 해결할 수 있다.

누구나 '100세 시대'를 맞는 게 아니다.

아침에 따뜻한 숭늉을 몇 잔 마시면 당신은 건강하게 '100세 시대'를 맞이할 수 있다.

건강하게 오래 살아야지 누워서, 아파서 노후를 보내는 것은 재앙이다.

올바른 '물먹기' 하나로 당신은 축복 속에 '100세 시대'를 보낼 수 있다.

13

무림의 고수, 재야의 고수

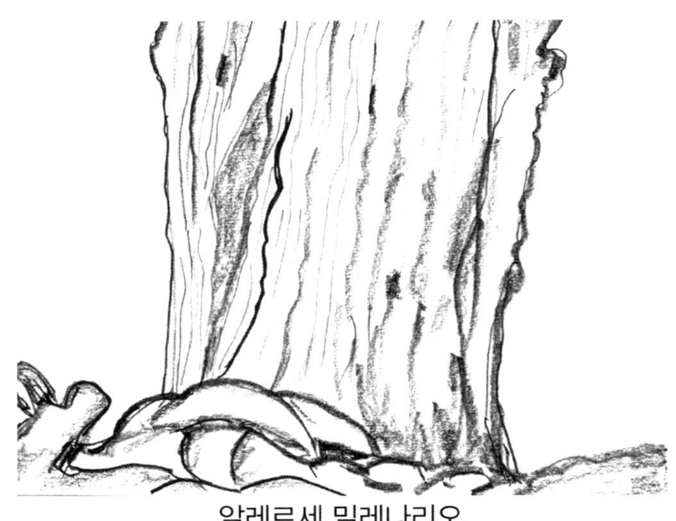

알레르세 밀레나리오
파타코니아 사이프러스(2,200살) 칠레

6·25 전쟁 때, 많은 군인들이 총상으로 고생했다.

중국군들은 비상약으로 삼칠근 분말을 가지고 다녔다.

그들은 총상 치료제로 이 삼칠근 분말을 썼다.

삼칠근은 중국에서 인삼으로 여기는데 잎은 우리나라 인삼과 같지만 대가 까맣고 뿌리는 검은색 구근이다.

부상을 당한 한국 군인들은 병원에서 치료했다.

퇴원 후 그들은 후유증으로 고생했다.

총상이 재발했다.

항생제를 구하기도 어렵지만 써도 잘 듣지 않았다.

이런 군인들의 상처를 잘 고치는 노인이 있었다.

아무리 심한 상처도 치료되었다.

노인은 병실에 오래 누워 욕창으로 죽어가는 군인들도 살렸다.

휴전 후, 경기도 휴전선 근처에 커다란 미군 부대가 생겼다.

많은 미군들이 주둔했고 더 많은 젊은 여인들이 모여들었다.

젊은 미군들과 한국 여인들은 항생제로 듣지 않는 성병으로 고생했다.

동네에 노인이 있었다.

그는 미군과 한국 여인들의 고질병을 거의 다 치료했다.
미군 군의관들마저 그 노인의 단골손님이 되었다.

무림에는 이름 없는 고수가 많다.
명성과 인기 있는 고수들이 무명의 고수를 만나 깨지는 경우가 있
다.

1945년, 해방 후 가장 인기 있는 권투 선수가 있었다.
일본과 한국을 통틀어 제일 유명했다.
그가 서울 명동거리를 가다 등짐장사와 부딪쳤다.
권투 선수가 말했다.
"이게 눈깔을 어디 두고 감히…"
등짐장사가 말했다.
"선생 같은 유명한 권투 선수가 말을 함부로…"
둘이 주먹다짐을 했다.
명동 바닥을 돌면서 싸웠다.
권투선수가 무릎 꿇고 싹싹 빌었다.
"잘못했습니다. 용서해 주세요."
등짐장사는 만주벌판에서 날리던 싸움패였다.

노인은 머리카락을 태워 참기름에 섞었다.

이 참기름을 끓인 후 식혔다.

그는 참기름을 상이군인들의 환부에 발라 주었다.

머리카락은 주로 환자 자신의 것을 썼다. (참기름은 전통 재래 방식으로 만든 압착식 참기름을 써야 효과가 있다.)

일종의 자가면역 백신 처방이었다.

욕창에는 율무를 끓여 미음을 먹이고 상처에 발랐다.

휴전선 노인은 반묘를 갈아 환자들을 먹였다.

반묘는 독충으로 강한 살충 이뇨제다.

일반인이 쓰다가는 탈이 난다.

죽을 수도 있다.

이 치료법은 부인 질환에도 효과가 있고 불임 여인에게도 효과가 있었다.

이름없는 중국 여자가 개똥쑥에서 말라리아 치료제를 찾아내 노벨 의학상을 받은 것은 누구나 안다.

14

귀한 대접을 받은 오줌과 똥

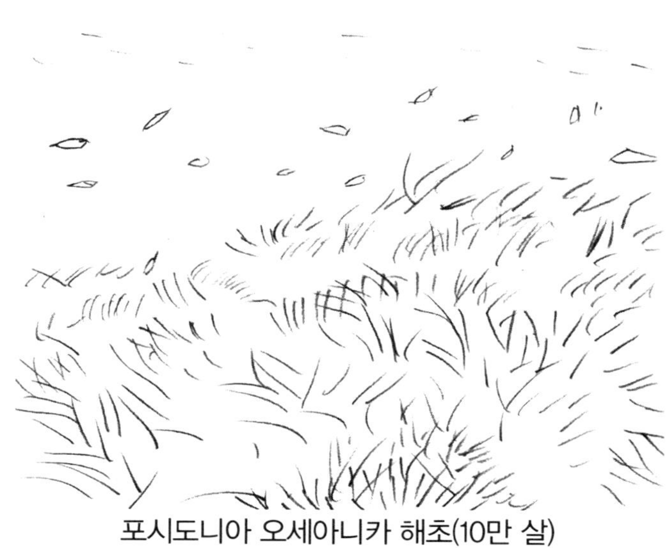

포시도니아 오세아니카 해초(10만 살)
스페인 발레아레스군도

알베르트 센트죄르지는 비타민C가 우리 몸에 얼마나 좋은지를 밝혀 노벨상을 받았다.

그가 말했다.

"정치가가 다음 세대를 생각할 때 정상배는 다음 선거를 생각한다.

사람들은 최고의 정상배를 뽑아놓고 그가 최악의 정치꾼인 걸 알고는 소스라쳐 놀란다."

최악의 정치꾼이 최고의 협잡꾼이다.

인체도 마찬가지다.

최악의 약, 최악의 식품, 최악의 의료진을 구별할 줄 알아야 건강을 챙길 수 있다.

에스키모는 먹을 게 부족하다.

많이 부족하다.

그래서 일할 능력이 없는 사람은 버린다.

자기 부모라도…

그들은 순록을 기르고 야생 순록을 잡아 고기는 먹지만 채소는 구할 수도 재배할 수도 없다.

인간은 채소 없이는 살 수 없다.

에스키모는 채소를 어떻게 구할까?

그들은 순록의 똥을 냄비에 넣고 끓인다.

그것을 걸러내면 이끼가 남는다.

이게 그들에게 도움이 되는 채소다.

그들은 그 흔한 녹용을 거들떠보지 않는다.

에스키모는 곰을 잡아 피, 털과 고기, 뼈는 이용해도 쓸개는 버린다. 그 귀한 웅담을 버리다니…

에스키모에겐 똥만도 못한 녹용과 웅담이 중국과 한국에선 귀한 대접을 받는다.

"어리석은 인간은 부끄러운 짓을 할 때마다 그것이 자기의 의무라고 목청을 높인다."라고 버나드 쇼가 말했다.

협잡꾼일수록 목소리가 큰 건 당연하다.

녹용과 웅담을 소리쳐 부르는 자를 일단 의심할 필요가 있다.

고대 로마에서는 오줌을 귀한 용도로 썼다.

입안을 깨끗하게 하는 데 오줌을 사용했다.

오줌은 구강 청결제 역할을 했다.

로마인들은 공중 소변기에서 오줌을 모아 빨래를 하거나 치아를 닦고 희게 하는 데 썼다.

그들은 오줌에 있는 암모니아가 얼룩 제거제 효능이 있다는 걸 알고 있었다.

한의학에서는 7살 아래 남자아이의 오줌을 약재로 여기고 동변이라 했다.

자양강장제로 쓰거나 눈이나 머리를 밝게 하는 데 썼다.

양반들은 아침에 일어나 애 오줌을 한 잔 마시면서 멋진 하루를 시작했다.

15

숭늉을 사랑하자

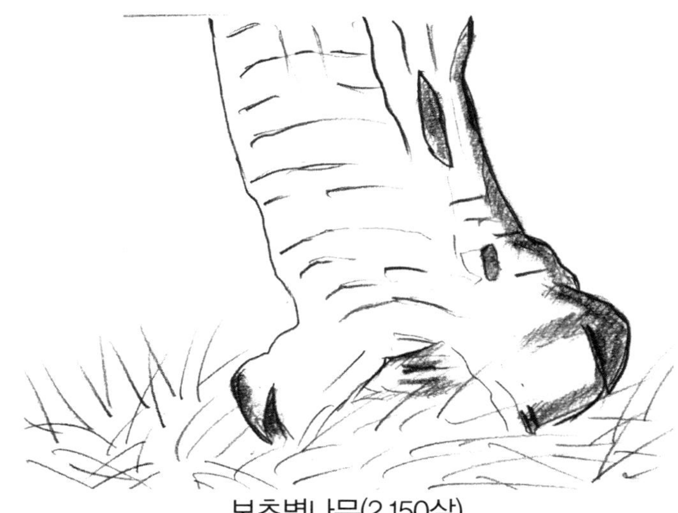

보초병나무(2,150살)
미국 캘리포니아 주 세쿼이어 국립공원

좋은 물이 최고의 명약이다.

인간은

'수정체일 때 99%의 물,

태어날 때 90%의 물,

성인은 70%의 물,

죽을 때는 50%가 물이다.'

아프거나 죽는 것은 물 부족이다.

좋은 물의 결핍이다.

예전에 우리 할머니, 어머니는 따듯한 숭늉의 가치를 알았다.

그들은 정화수를 떠 놓고 빌듯 숭늉을 대했다.

예수님의 물은 기적의 물이다.

물에 예수님의 사랑과 환자의 사랑이 들어가 물이 기적수가 된 것이다.

곧 죽을 사람이 천수를 누리는가 하면 멀쩡한 사람이 죽는 이유가 바로 사랑과 물에 있다.

너무 비과학적이라고?

말도 안 된다고?

칼 세이건은 40년 전에 『코스모스』를 저술했다.

아직도 그의 이론이 유효하다.

'인간을 구성하는 물질은 저 멀리 반짝이는 별을 구성하는 성분과 같다.'

『코스모스』는 이렇게 시작한다.

인간이나 자연이나 같은 성질이 있다.

뉴턴의 제3법칙은 작용－반작용 법칙이다.

이 법칙은 인간과 인간, 자연과 자연, 인간과 자연에서도 똑같이 적용된다.

인간이나 자연이나 한 나무의 가지요, 잎이다.

우리 조상이 정화수를 떠 기도를 한 것은 정화수를 최고의 기적수로 만드는 행위였다.

우리가 따듯한 숭늉에 사랑을 보내면 숭늉도 우리 몸에 유익한 건강수가 돼 보답한다.

숭늉을 사랑하면서 먹자.

기적의 물을 만들어 먹자.

16

성공과 실패

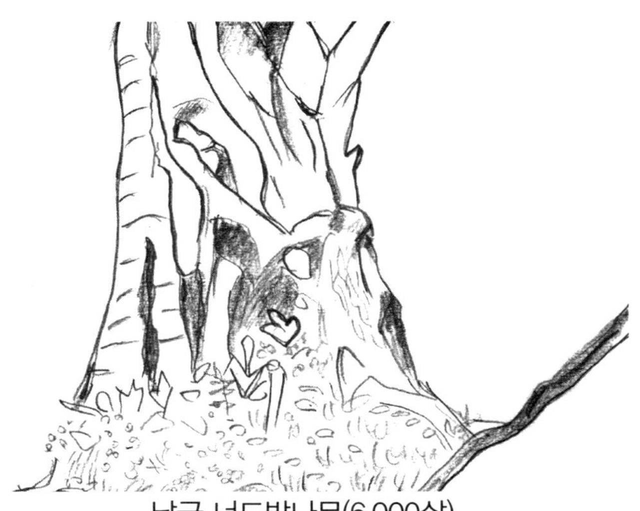

남극 너도밤나무(6,000살)
호주 퀸즈랜드 주 레밍턴 국립공원

성공은 30%의 능력과 70%의 행운으로 된다.
실패는 30%의 능력과 70%의 불운으로 된다.
성공과 실패는 능력보다 운명의 비중이 크다.
그렇다고 능력을 과소평가하는 게 아니다.
능력이 없다면 아무리 큰 행운도 그림의 떡이다.

로또에 당첨되려면 일단 로또를 사야 한다.
로또를 샀다고 다 당첨이 되는 건 아니다.
고래를 잡으려면 작살이 있어야 한다.
작살이 있다고 다 고래를 잡는 건 아니다.

성공은 개인의 능력만으로 결정되지 않는다.
능력주의는 패자에게는 오로지 '내 탓'이라는 좌절감을, 승자에게
는 '내가 잘나서'라는 오만한 마음을 준다.
승자와 패자의 간격을 좁히려면 능력주의 사고를 버려야 한다.
마이클 샌델의 주장이다.

그는 『정의란 무엇인가?』에 이어 신작 『공정하다는 착각』에서 말
했다.

“열심히 공부한 학생이 성공한다고 믿지만 미국에선 부모의 소득
이 자녀의 성적과 관계가 컸다.
한국의 부유층도 자녀의 성적을 위해 큰돈을 쓴다.
그런데 이렇게 자란 애들은 성공에 대한 스트레스와 압박으로 ‘상
처받은 승자’가 된다.”
병자가 된다. 상처받은 승자가 많을수록 상처받은 패자가 늘어난
다.

나폴레옹, 히틀러, 스탈린, 모택동은 큰 공통점이 있다.
그들은 엄청나게 책을 읽은 독서광이고, 수천만 명을 죽인 인간
백정이었다.
히틀러, 스탈린, 프랭클린 루스벨트, 윈스턴 처칠의 공통점이 있
다. 그들은 다 마약 중독자였다. 그러니까 제2차 세계 대전은 마
약 중독자들이 주역인 살인 게임이었다. 이 마약쟁이들이 우리 땅
을 남북으로 갈라 우리는 개고생을 하고 있다.
도대체 영웅이 뭐고 위인이 뭔가?
뭐가 승자인가?

우리는 누구나 공평한 시간이 있다.
승자나 패자나 마찬가지다.
시간을 잘 쓰는 사람이 현명한 사람이다.

세상에서 가장 행복한 나라로 덴마크를 꼽는다.

"덴마크에서 성공한 사람들은 우연히 그렇게 됐다고 여긴다."

덴마크 작가 말레네 뤼달의 말이다.

지구에는 두 종류의 사회가 있다.

성공을 필연으로 보는 사회와 우연으로 보는 사회로 나뉜다.

자신이 탁월한 능력이 있어 성공했다고 여기는 자는 자신의 재산을 제 것이라고 믿는다. 그런데 자신의 성공을 우연이라고 보는 사람은 자신의 재산은 사회의 것이라고 본다.

그러니까 성공한 사람은 성공을 행운의 결과로 여겨 건방을 떨지 않는다. 돈 있다고 자랑하는 놈은 바보 취급을 받는다.

덴마크는 지위가 높다고 거들먹거리는 놈이 없는 사회가 되었다.

사회가 그에게 성공할 기회를 줬으니 이익을 사회와 나누는 걸 당연하게 여긴다.

그러니 빈부격차도, 사회 갈등도 적다.

"세상을 조금이라도 더 낫게 만들고 떠나는 것

당신이 있어 단 한 사람의 인생이라도 더 행복해지는 것

이게 진정한 성공이야."

– 에머슨의 시 「무엇이 성공인가」에서

17

고약한 전염병을 이기자

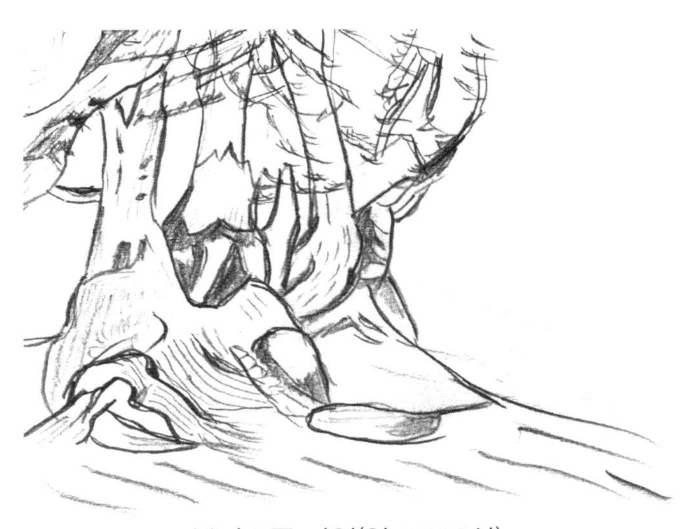

부리스콘 파인(약 5,000살)
미국 캘리포니아 주 화이트 산맥

예전에 탄광 지대에는 탄가루로 폐 질환을 앓는 사람이 많았다.

진폐증으로 죽는 사람도 적지 않았다.

경험 많은 한의학자가 그들에게 한약 처방을 했다.

그러자 병원 약과 한약을 같이 복용한 환자들은 거의 죽지 않았다.

환자 가족 중에는 환자와 같은 한약을 먹은 사람들이 있었다.

그들은 감기나 독감에 잘 걸리지 않았다.

간혹 감기나 독감으로 고생하는 사람도 이 처방으로 병을 이겼다.

겨우내 감기로 콧물 나고 기침하던 아이들도 없어졌다.

소문이 나자 광산촌에서는 누구나 이 처방을 써 겨울을 병 없이 잘 보냈다.

처방 내용을 소개한다.

4개의 약초의 모음이다.

1. 총백(대파의 흰 부분과 뿌리)

2. 생강(국산)

3. 수삼

4. 대추

각각 750g을 넣는다.

이 양은 10일~15일 정도의 분량이다.

이 4개의 식품을 큰 주전자에 넣고 끓인다.

하루 3잔~5잔쯤 마신다.

다음 날, 적당량의 물을 붓고 20분 정도 또 끓여 마신다.

이렇게 10여 일 정도 우려먹으면 감기, 독감의 치료와 예방에 좋다.

독감에 좋은 처방이니 바이러스에 대한 면역력을 높인다고 볼 수도 있다. 코로나바이러스 독감에도 도움이 될 수 있다.

신맛이 강한 레몬을 썰어 넣으면 더 좋다.

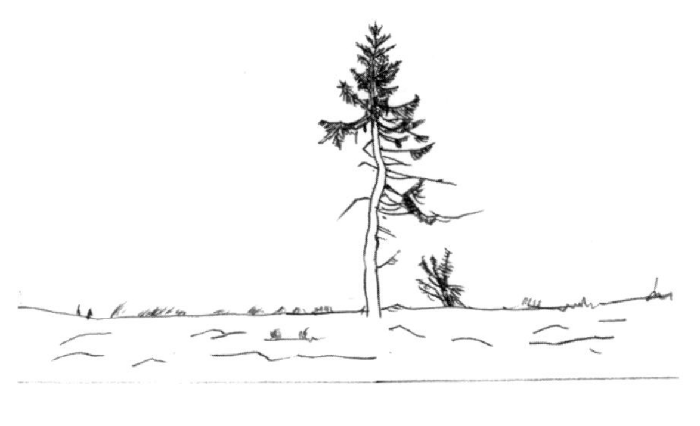

18

설명할 수 없는 영역

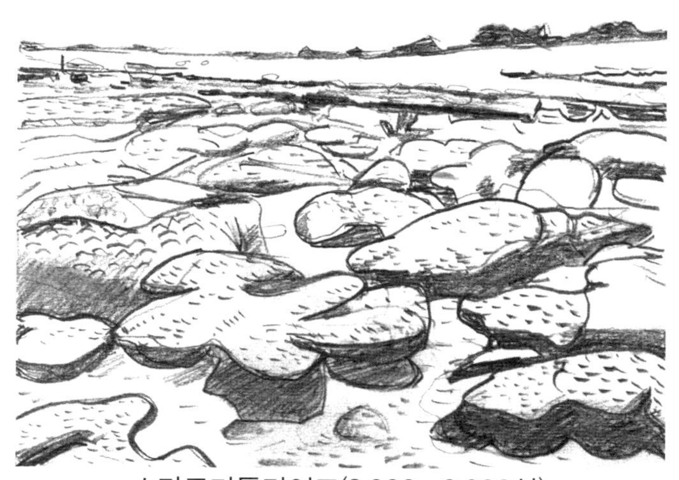

스타로마톨라이트(2,000~3,000살)
호주 웨스턴 오스트레일리아 주 카블라 스테이션

"설명할 수 있는 것을 설명하는 게 과학, 설명할 수 없는 걸 설명
하는 게 예술, 설명해서는 안 되는 게 종교다."
어느 철학자의 말이다.

−어느 시어머니의 절규
"죽여라, 죽여!"
"오래오래 죽여라!"

고래등 같은 기와집에 두 여인이 살았다.
동네에서는 쌍 과붓집이라고 했다.
20대 과부 며느리와 40대 과부 시어머니는 윤리와 도덕을 목숨보
다 귀하게 여기는 명문 집안 출신이었다.

친척 집에 초상이 났다.
시어머니와 며느리가 문상을 갔다.
산을 넘자 강이 나왔다.
강가에는 작은 배 한 척이 있었다.
젊고 튼튼한 뱃사공이 말했다.
"마님! 이 배는 한 사람만 탈 수 있는뎁쇼."

시어머니가 며느리에게 말했다.

"아가야! 네가 먼저 타거라."

배가 강 중간쯤 가자 뱃사공이 며느리를 덮쳤다.

시어머니는 소리소리 질렀다.

"저런 죽일 놈! 때려죽일 놈!"

건너 강가에 며느리를 내려준 배가 다시 돌아왔다.

뱃사공은 시어머니를 태우고 노를 저었다.

강의 중간쯤 되자 뱃사공이 시어머니를 덮쳤다.

강가에서 이 광경을 본 며느리는 발을 동동 굴렀다.

시어머니의 절규가 며느리 귀에도 들렸다.

"이놈이 사람 죽이네.

죽여라! 이놈아!"

시어머니의 절규는 계속됐다.

젊은 며느리는 3분도 채 안 걸렸는데 늙은 시어머니는 20분이 더 걸렸다.

처음에 시어머니는

"짐승 같은 놈!"

"죽일 놈!"

"이놈이 사람 죽이네." 하며 소리를 지르더니

나중에는 더 크게 소리를 질렀다.

"더 죽여라! 더 죽여!"

시어머니는 길을 가면서 며느리에게 말했다.

"아가야! 이 일은 죽을 때까지 비밀로 해야 한다. 가문의 수치다."

젊은 며느리는 다 늙은 시어머니의 짓거리를 이해할 수 없었다.

며느리가 눈을 흘기며 시어머니에게 말했다.

"동서! 말조심 해."

"죽여 달라고 20분이나 매달려? 얼마나 죽어야 하는 거야?"

죽여보지 않은 남자는 모른다.

죽어보지 않은 여자는 모른다.

자세한 설명은 생략한다.

아는 사람은 설명을 안 해도 안다.

모르는 사람은 아무리 설명해도 모른다.

세상에는 설명해서 안 되는 영역이 너무 많다.

시어머니의 행위는 철학, 예술, 종교 가운데 어디에 속할까?

19

김치의 조상을 찾아서

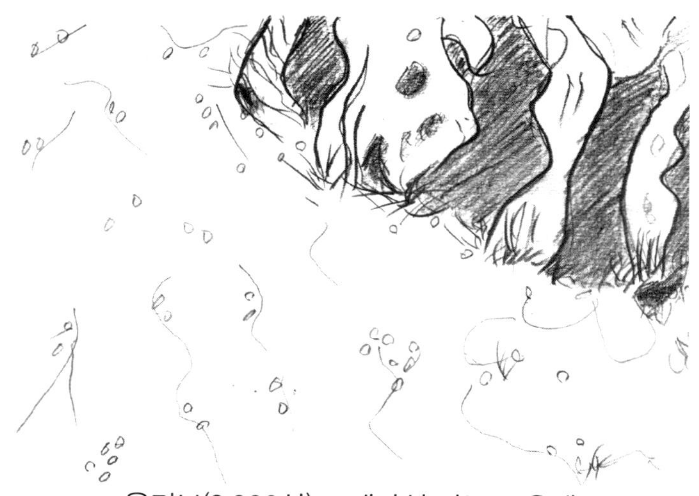

올리브(3,000살) 크레타섬 아노 보우베

중국에서 김치의 종주국이 자기들이라고 한다.

일본에서는 '김치는 우리가…' 한다.

1950년대, 일본에서 돌아온 우장춘 박사는 중국 배추와 양배추를 교배해 지금의 김장 배추인 포기 배추를 만들었다.

전에는 이런 배추가 없고 고춧가루가 비싸 김장은 무를 절인 짠지가 많았다.

그가 이 배추들을 교배할 때 학자들이 웃었다.

"사람과 원숭이가 같은 영장류라고 해도 교배하면 새끼가 나올까?"

중국 배추와 양배추는 이처럼 교배는 할 수 있으나 종자가 안 생기는 관계였다.

육종에 관해 세계 최고의 기술이 있는 우 박사는 이 어려운 교배에 성공했다.

우 박사가 만든 포기 배추로 김장을 담근 게 배추김치를 쉽게 즐기게 된 계기가 되었다.

김치는 우리나라의 대표 음식이지만 그 역사는 그리 오래되지 않았다.

중국 배추나 양배추를 날로 먹거나 염장을 해 먹었다.

서구나 일본, 중국에 포기김치가 없을 수밖에 없었다.

우장춘 박사의 포기 배추는 노벨상 10개를 받아도 될 대단한 발명품이다.

중국에서 김치의 종주국이 자기들이라고 우기고 있다.

멍청한 놈들…

이 글을 읽고 헛소리를 집어치워야지.

김치 예찬론자가 보낸 글이다.

참고 하시라.

배추김치는 객담을 배출하고 묵은지와 김치찌개로 먹으면 위염, 위궤양, 위암을 막는다.

쪽파김치는 간 경화, 지방간, 혈우병, 당뇨병에 좋다.

김치는 근육에 힘이 없고 무력하게 된 것도 고친다.

천식은 몸이 산성화가 되어서 생긴다.

정맥류나 치질 치료에도 동치미가 좋다.

김치는 숙성시켜 먹어야 한다.

멍이 잘 드는 사람은 간이 나쁜 사람이다.

간 기능이 떨어지면 혈소판 감소증과 백혈병이 생긴다.

김치로 멍과 허혈을 없앤다.

근무력증의 큰 원인은 설탕이다.
간이 산성화가 되면 근육이 약해진다.
시어 꼬부라진 김칫국물을 먹으면 손톱, 인대, 연골, 혈관이 튼튼해지고 피로 물질이 안 쌓여서 힘든 일을 해도 피곤을 안 느낀다.

김치는 몸의 산성화를 막고, 간 기능을 좋게 하고, 근육이 튼튼해지고, 혈액을 깨끗하게 한다.
혈관이 약하면 중풍과 동맥경화가 된다.
무를 물에 넣으면 썩지만 소금물에 넣으면 동치미가 된다.
동치미는 최고의 해독제다.

유기농 농사를 짓는 사람들이 체험담을 말했다.
"신 김칫국물을 희석해서 축사나 양계장에 뿌리면 구제역이나 조류 독감 예방에 도움이 됩니다."

20

인생은 나그넷길

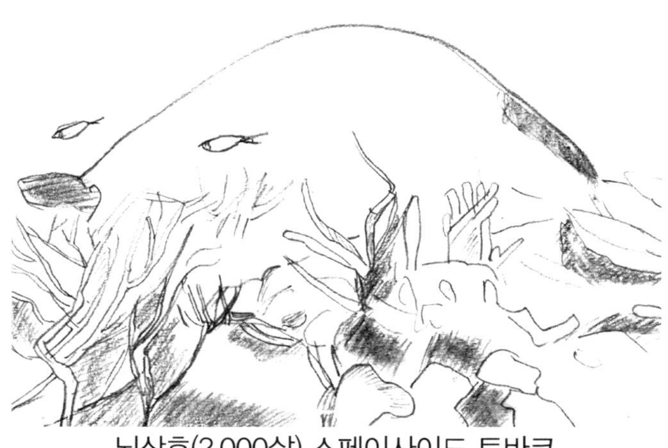

뇌산호(2,000살) 스페이사이드 토바코

길을 가다 보면 스님도 만나고

도둑놈도 만나고

정치인도 만나고 암이나 독감도 만난다.

가수 최희준은 '하숙생'을 불렀다.

"인생은 나그네 길

어디서 왔다가 어디로 가느냐?

……"

톨스토이는 『톨스토이 참회록』에서 나그네 인생을 썼다.

어떤 나그네가 길을 가는데 사자가 덤벼들었다.

그는 사자를 피하려고 우물 속으로 들어갔다.

우물에는 물이 없었다.

그런데 우물 바닥에는 커다란 독사가 있었다.

나그네는 우물 밑바닥으로 내려갈 수도, 우물 밖으로 나갈 수도

없는 처지가 되었다.

그는 우물 안 돌 틈에 있는 작은 나뭇가지에 매달렸다.

우물 안과 밖에는 그를 노리는 적이 있으니 얼마 후 나그네의 목

숨은 끝난다.

그는 나뭇가지에 매달려 나무를 쳐다본다.

검은 쥐와 흰 쥐 두 마리가 나뭇가지를 쏠고 있다.

그가 두 손은 놓지 않아도 잠시 후 나뭇가지가 부러져 우물 밑에

있는 뱀에게 죽게 돼 있다.

그는 주위를 돌아본다.

나뭇잎 끝에 흐르고 있는 몇 방울의 꿀이 눈에 띄자 이것을 혀로

핥아 먹는다.

행복하다.

사람이 산다는 게 딱 이 꼴이다.

사자는 과거, 뱀은 미래, 나뭇가지는 현재다.

검은 쥐는 밤, 흰 쥐는 낮이다.

코로나바이러스가 쥐 대신 나타났다.

그는 우리가 잡고 있는 나뭇가지를 쏠고 있다.

언제까지?

끝날 때까지는 끝난 게 아니다.

1918년, 스페인 독감으로 5천만 명이 죽었다.

우리나라는 수십만 명이 죽었다.

다음 해 1919년, 스페인 독감은 바람처럼 사라졌다.

그 해 3월 1일, 우리는 독립 혁명을 일으켰다.

21

고추 장수와 구멍가게 A

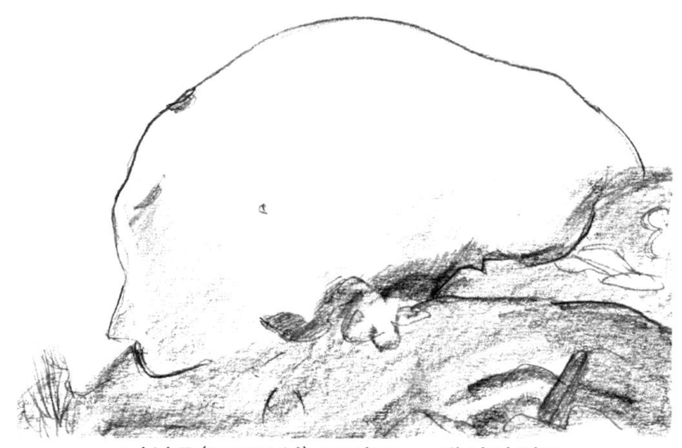

뇌산호(2,000살) 토바고 스페이사이드

경찰관이 남자에게 물었다.

"직업은?"

"고추 장수."

이번에는 여자에게 물었다.

"직업은?"

"구멍가게."

경찰관이 목소리를 높였다.

"이 사람들이 누굴 놀려? 직업이 뭐냐고…"

경찰관이 다시 물어도 남자는 고추 장수,

여자는 구멍가게를 되풀이했다.

남자는 장날을 찾아다니며 고추를 팔았고

여자는 시장에서 구멍가게를 했다.

두 남녀가 경찰서에 끌려온 사연이 무엇일까?

남자는 오일장마다 찾아다니는 시장에서 많은 여자들과 격한 유
대 관계를 맺었고 여자는 장날에 만나는 많은 남자들과 심하게 가
깝게 지냈다.

여자는 남편과 자식들이 있지만
날마다 새로운 남자와 관계가 없으면 병이 나는 체질이었다.
그런데 두 남녀가 만나자
외부인과 단절한 채 꼭 붙어 지냈다.

장터 사람들은 말했다.
"하늘이 내린 찰떡궁합"
"명물 고추가 제 구멍을 찾았네."

두 사람이 너무 가깝게 지내자
남자의 아내와 여자의 남편이 그들의 부적절한 현장을 덮쳤다.
두 사람은 간통 현행범으로 경찰서에 끌려갔다.

그런데 남자의 아내와 여자의 남편이 공동 전선을 펴 불륜 남녀를
공격하다가 깊은 관계가 되었다.
두 부부는 자연스럽게 스와핑을 했다.
시장 사람들은
"개만도 못한 것들…"이라고 욕을 하면서 부러워했다.

고추 장수와 구멍가게 B

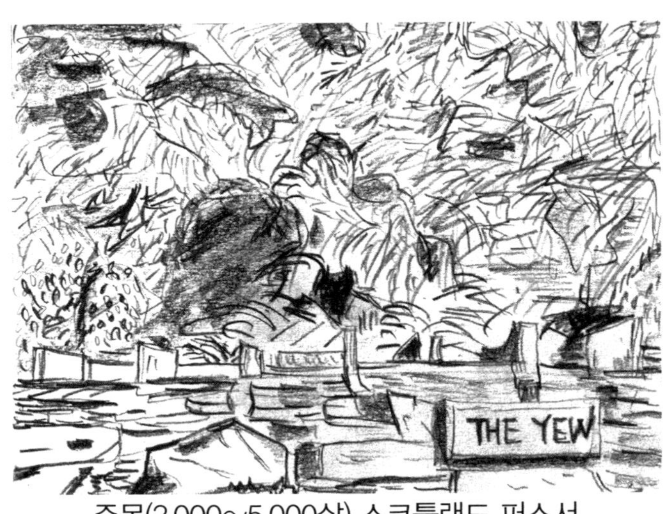

주목(2,000~5,000살) 스코틀랜드 퍼스서
THE YEW

고추 장수는 40대 남자로 전형적인 몽골인의 모습이었다.

키는 작고 다리는 짧고 얼굴에는 광대뼈가 도드라졌다.

얇고 째진 눈, 옅은 눈썹, 쌍꺼풀 없는 모습이었다.

그는 칭기즈칸의 황제 정력을 계승한 행운아였다.

여자들은 그와 관계를 맺으면 영원히 그의 여인이 되려고 하였다.

40개국을 정복한 중세 몽골족은 탁월한 야수였다.

그들은 훈누(Hunnu)라고도 했는데 몽골말로 '사람'이란 뜻이다.

이들은 성채가 필요 없었다.

'소유'가 필요 없었다.

필요하면 누구 것이건 뺏었다.

문화도 약탈하면 되니 만들 필요가 없었다.

주택은 이동형 천막인 파오(게르)면 충분했다.

그들은 세계에서 성욕이 가장 강한 집단이었다.

동물의 피와 고기를 먹고 하루에 성교를 7번이나 할 수 있었다.

이런 부족 300개, 약 400만 명을 규합해 13세기에 세계 40개국
을 정복한 게 칭기즈칸이었다.

남자가 한 번 섹스를 하면 정액이 채워지는 데 3~4일이 걸린다는

게 의학계의 정설인데 하루 7번이나 성교를 하는 몽골인들의 정
력은 어찌 설명할 것인가?

1231년, 몽골이 고려를 침략했다.
고려 조정은 강화도에 도망가 39년간 있었다.
육지에 남은 백성들은 몽골군의 횡포로 하등 동물처럼 살았다.
세계 최강의 성 능력이 있는 몽골 남자들이 고려 여인들을 어찌
대했는지 설명할 필요가 없다.
39년간 고려 여인들은 몽골인들의 씨받이가 되었다.

고추 장수는 몽골 남자의 정력 DNA를 물려받았다.
모든 장터의 사람들은 고추 장수의 명성을 들었다.
여자들은 그 앞에 줄을 섰다.

피렌체의 영웅 카사노바에게
귀족 부인들이 긴 줄을 서듯 색깨나 밝히는 장터의 과부나 유부녀
들이 그의 능력을 시험하려 했다.

그는 장터를 다닐 때 늘 두 여자와 다녔다.
구멍가게 여자가 정식 부인이 되고 전 부인은 애인이 되어 세 사
람이 같이 고추 장사를 했다.

전 부인은 여러 남자를 순회했지만 그의 능력을 따를 자가 없어
다시 그의 곁으로 왔다.

고추 장수는 특별히 체력 관리도 안 했고 정력에 좋다는 음식이
뭔지도 몰랐다.

아무거나 닥치는 대로 먹었다.

같은 단백질을 먹어도 전갈이나 독사는 맹독을 만들고 고추 장수
는 체력과 정력을 만들었다.

그는 두 여자와 살면서도 틈만 나면 딴 여자들과 소통을 했다.

밥은 걸러도 여자는 쉬지 않았다.

23

고추 장수와 구멍가게 C

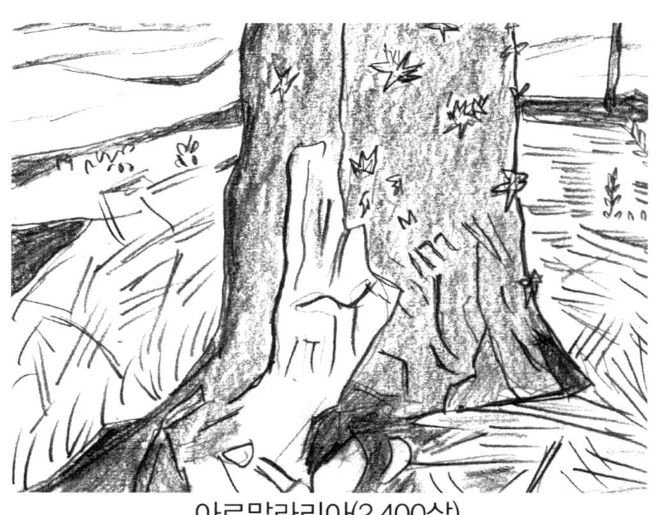

아르말라리아(2,400살)

미국 오리건 주 멜히어 국유림

어느 날, 고추 장사는 색깨나 밝히는 여자와 기본인 7번을 했는데 남자가 그대로 살아 있었다.

처음에는 웬 떡인가… 하고 몇 차례 더 시도를 했는데 여전히 남자가 죽지 않고 화를 내고 있었다.

다음 날 아침에도 물건은 딱딱한 채 버티며 통증이 왔다.

겁이 벌컥 났다.

장사를 엉거주춤한 자세로 했다. 움직일 때마다 아프고 쓰라렸다.

병원에 갔다. 의사는 죽은 걸 살리는 기술은 있어도 안 죽는 걸 죽이는 기술은 없었다.

의사가 말했다.

"이런 경우는 백만 명당 하나로 나도 처음 봅니다."

몇 가지 약을 처방했지만 알고 하는 효과 있는 처방은 아니었다.

"이런 상태가 지속되면 생식기의 해면체가 썩어 영영 불구가 됩니다."

의사는 기분 나쁜 말만 했다.

음경이 계속 발기되어있는 것을 음경 강직증이라 한다.

발기 부전인 사람은 부러울 수 있지만 당사자는 지옥이다.

일본 작가 오쿠다 히데오는 소설 『인 더 풀』에서 이런 상황을 묘사했다.

"문헌에는 지속 발기증 혹은 음경 강직증이라고 해요.

의학계에는 보고된 사례가 별로 없는 증상입니다."

의사의 말에 데츠야는 어깨를 떨궜다.

사태가 심각하니 앞이 캄캄했다.

"특별한 치료법은 없지만 죽을 병은 아닙니다.

기록에 의하면 가장 오래간 사례가 180일, 즉 반년이었다고 하니까요."

"180일이요?"

자기도 모르게 괴상한 소리가 나왔다.

회사에 도착했다.

성기는 여전했다. 데츠야는 화장실에 가 자위를 했다.

3분 만에 방출됐다. 성기를 가만히 들여다보았다.

여전히 꼿꼿하게 서 있고 통증마저 심했다.

남자만 이런 게 있는 게 아니다.

여자도 있다. 지속성 생식기 흥분장애(PGAD)라 하는데 2001년 처음으로 학계에 보고된 희소병이다.

큰 성적 자극이나 욕구가 없어도 수시로 오르가슴을 느낀다.

부럽다고?

하루에 50여 차례 이상의 오르가슴을 느끼는 사례도 있었다.

당사자가 말했다.

"남들은 부러울 수도 있지만 나는 하루하루가 고문이다. 일상생활 자체가 불가능하다."

술집을 오래 한 사람들은 말한다.

"돈을 벌어주는 여자는 얼굴이나 몸매하고는 전혀 관계가 없다."

"약한 자극에도 10여 차례 오르가슴을 느끼는 여인이 있다. 사내들이 미친다. 이런 여자가 보물이다."

고추 장수는 몸을 한껏 사리면서 장사를 했다.

얼음물에도 들어가고…

숨도 막아 보고…

의사가 처방한 약도 두 배 이상 먹고…

약국에 가 증상을 설명하면 약사들은 하나같이

"이 사람, 뭔 귀신 씨나락 까먹는 소리를…" 하는 표정을 읽을 수 있었다.

고추 장수의 위대한 고추… 어찌 될 것인가?

24

고추 장수와 구멍가게 D

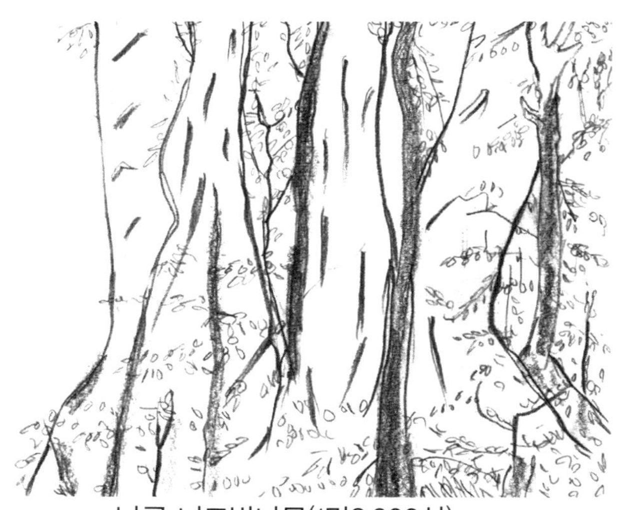

남극 너도밤나무(1만2,000살)
호주 퀸즈랜드 주 레밍턴 국립공원

한의학에는 '양강불위'라는 용어가 있다.

음기보다 양기가 훨씬 강해 성기가 위축되지 않는 경우를 말한다.

결핵 환자가 비쩍 바르고 죽어가면서도 섹스에 집착하는 게 음기는 아주 적고 양기는 상대적으로 많은 탓이다.

가마솥에 물 없이 불을 때는 것과 같다.

발기 부전 치료제인 실데나필 첨가제를 먹고 지속 발기증이 생기는 경우가 있다.

"6시간 이상 발기가 지속되고 통증이 있으면 음경 조직이 파괴되고 영원히 발기가 안 된다."라고 설명서에 쓰여 있다.

고추 장수가 나에게 도움을 청했다.

말기 암 환자보다 더 절망스런 모습이었다.

거의 죽어가는 목소리로 하소연을 했다.

대통령이나 재벌 열 명을 줘도 바꿀 수 없는 귀한 보물에 문제가 생겼으니 당연하다.

그는 태음 체질이었다.

청폐사간탕을 처방했다.

폐를 맑게 하고 간의 열을 내리는 처방이다.

이 처방은 갈근 12g, 황금, 고본 각 8g, 길경, 백지, 나복자, 대황 각 4g으로 구성됐다.

동무 이제마의 동의수세보원에 기술된 처방이다.

고추 장수는 청폐사간탕 한 첩을 먹자

성질난 독사처럼 빳빳이 서 있던 성기가 조금 수그러들었다.

2시간 후 다시 한 첩을 먹자 조금 더 수그러들었다.

지옥에서 한 발 나온 것이다.

다시 2시간 후 수질 10g을 참기름에 볶아 분말을 만들어 먹자 그의 보물은 정상으로 돌아왔다.

수질은 거머리다.

병원에서는 수술할 때 혈액이 응고되는 것을 막으려 거머리를 쓴다. 음경의 혈액이 응고 상태가 돼 발기가 지속되다가 거머리가 혈액을 녹이자 성기가 제자리를 찾았다.

그는 '청폐사간탕'을 'KO탕'이라고 했다.

완강히 버티던 걸 KO 시켰으니…

젊은 시절, 정력을 과시하고 남용한 남자들은 60대가 되면 중풍, 반신불수, 암 질환 따위가 찾아온다.

알콜이나 마약 마니아도 비슷한 증세를 겪는다.

이들은 치매도 빨리 찾아온다.

그들은 불치병으로 너절한 말년을 보낸다.

"있을 때 잘해."

2006년 방영된 아침 드라마 제목이자 가수 오승근이 2011년 불러 유행한 노래이기도 하다.

건강할 때 건강을 챙겨야지.

과유불급(過猶不及)이다.

지나친 것은 모자람만 못하다.

－『누우면 죽고 걸으면 산다 4』에 쓴 것을 다듬었다.

25

죽음으로 죽음을 이기자 A

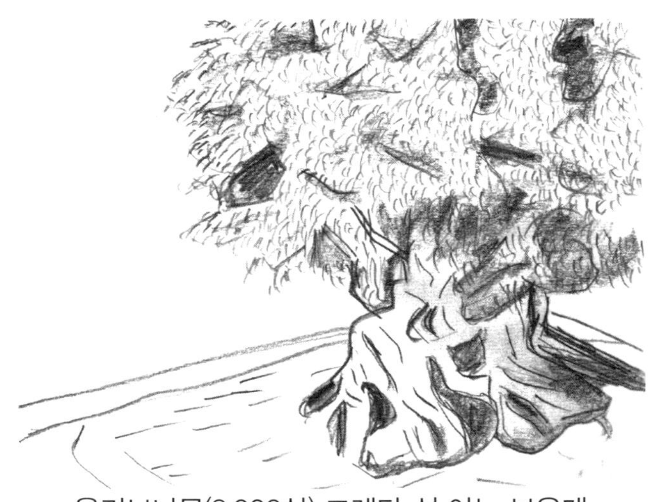

올리브나무(3,000살) 크레타 섬 아노 보우메

자율 신경은 근육과 혈관에 직접 영향을 준다.

관중이 꽉 찬 야구장에서 방송이 나왔다.

"구장에서 판 우유가 상했으니 우유를 가지고 있는 사람들은 먹지 마세요."

그러자 여기저기서 토하는 사람들이 나왔다.

잠시 후 또 방송이 나왔다.

"조금 전 방송이 잘못 나갔습니다. 우유가 상하지 않았으니 안심하고 드세요."

그러자 곳곳에서 '왝왝' 하며 토하던 소리가 그쳤다.

스트레스는 자율 신경에 영향을 주고 자율 신경은 몸을 움츠려 자기방어를 한다.

관중들은 언짢은 소리를 듣자 구토를 해 몸을 보호하려는 동작이 나왔다.

우유가 상했는지 아닌지 따지지 않고 일단 구토를 했다.

자율 신경은 긴장과 이완을 통해 우리 몸을 보호한다.

스트레스가 심하면 자율 신경이 경직되고 혈관이 망가진다.

혈관이 망가지면 세포에 영향을 준다.

암은 잘못된 세포다.
암에 걸렸다는 말을 들으면 그 원인을 제거하기보다 엄청난 스트
레스가 밀려온다. 일단 이 스트레스의 무게를 줄이는 게 암 질환
을 없애는 첫 번째 일이다.

스트레스를 줄이는 방법은 사람마다 다 다르다.
기도하는 사람,
염불하는 사람,
산에 가는 사람…

스트레스는 죽음의 공포다.
일단 죽었다고 여기면 스트레스가 사라진다.
이이제이(以夷制夷) 방법이다.
죽음으로 죽음의 공포를 없애는 방법이다.

26

죽음으로 죽음을 이기자 B

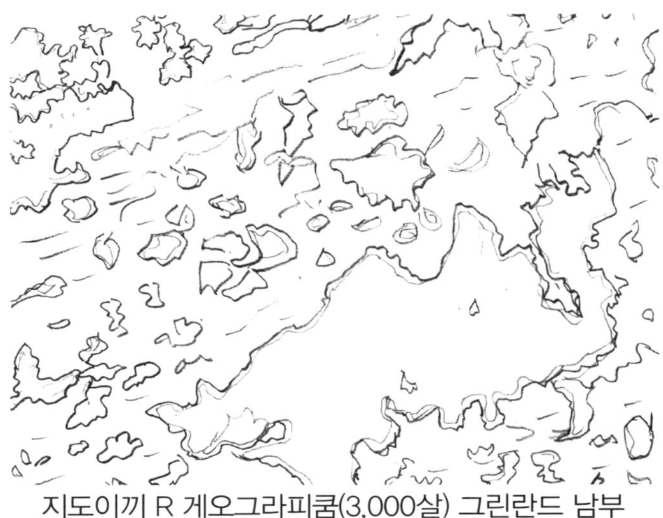

지도이끼 R 게오그라피쿰(3,000살) 그린란드 남부

그는 자살을 하려고 마음먹었다.

목매달아 죽기는 싫었다.

약을 구할 수 없었다.

달리는 기차에서 떨어져 죽기로 했다.

서울역에서 부산행 기차를 탔다.

기차 난간에서 떨어져 죽기 좋은 장소를 찾았다.

우물쭈물하는 사이에 기차는 부산에 도착했다.

어떻게 죽을까?

달리는 차에 뛰어들면?

혹시 부상만 당하고 죽지 않을 수가 있다.

부산에서 제주에 가는 배를 탔다.

소주를 3병 마시고 바다에 떨어져 죽기로 했다.

평소 소주 2병이면 취하던 주량인데 3병을 마셔도 정신이 말똥말
똥했다. 2병을 더 마시고 배 난간에 섰다.

모두 5병을 마셨는데 정신이 더 맑아져 바다에 떨어지는 게 무서
웠다.

제주 여객선 터미널에서 TV를 봤다.

설악산에 간 등반객이 조난을 당해 얼어 죽었다는 화면이 나왔다.

"이거다!"

그는 한라산에 올라갔다. 계속 올라갔다.

어두워졌다. 주위가 캄캄했다.

그는 가방에서 소주를 꺼내 병나발을 불고 갈대밭에 누웠다.

다음 날, 햇빛에 눈을 떴다.

주위에는 눈과 얼음이 있었다.

그가 잔 갈대밭은 그의 체온으로 따뜻했다. 그는 얼어 죽지 않았

다. 영하 2~3도의 바다에 빠지면 3분 안에 죽는다.

사람이 저체온증으로 죽는 온도는 34도 내외다.

그는 영하의 온도에서 술을 마시고 잤는데 얼어 죽지 않았다.

감기도 걸리지 않았다.

다시 산에서 내려왔다.

어떻게 죽을지 곰곰이 생각하며 내려왔다. 제주에서 추자도 가는

배를 탔다.

몇 년간, 그는 밥 대신 술을 먹었다.

부모를 원망하고 세상을 저주했다.

그는 간 경화, 신장병으로 병원에 입원해야 했다.

어차피 죽을 몸, 병실에서 괴롭게 천천히 죽기보다 한 번에 죽기
로 했다. 기차에서 떨어지기, 배에서 바다에 빠지기, 추운 산에서
얼어 죽기…

다 실패했다.

추자도에서 내렸다.

고기잡이 배를 탔다.

"그래, 뱃일이 힘들지. 그치만 무슨 일이든 다 마찬가진 기라.

막내야 바라, 니가 평생 여 있을 거 아이다 아이가?

이 세상에 있제, 이 세상에 안 힘든 일은 없다.

무슨 일이든 다 힘든 기라.

니 당장은 뱃일이 제일 힘든 것 같제?

근데 그게 안 그렇다. 니 앞으로 무슨 일을 하건 그거 다 힘들 끼라.

내가 앞날이 창창한 아한테 악담을 하는 게 아이고 일이란 게 다
그런 기라. 일은 우찌 됐든 힘든 기라."

– 한승태『인간의 조건』에서

추자도에서 어부를 하다 죽기로 했는데 10년이 훌쩍 지나갔다.

27

천지인 사상

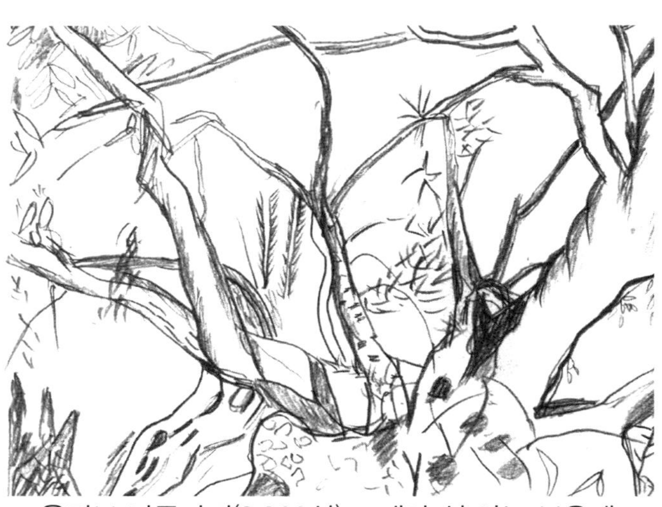

올리브 나무가지(3,000살) 크레타 섬 아노 보우베

천(天)은 하늘이고 때다.

지(地)는 땅이고 일터다.

인(人)은 사람이다.

천지인 합일사상은 뭘까?

어느 왕이 풀지 못한 세 가지 문제가 있었다.

첫째, 세상에서 가장 중요한 때는?

둘째, 세상에서 가장 중요한 사람은?

셋째, 세상에서 가장 중요한 일은?

왕은 이 세 가지 문제로 골치가 아팠다.

이걸 알아야 나라를 잘 다스리지…

많은 학자와 신하들이 해답을 제시하였으나 마음에 들지 않았다.

왕은 지혜롭다는 성자를 찾아갔다.

밭을 일구고 있는 성자에게 세 가지 질문을 했지만 아무 대답이
없었다.

갑자기 숲 속에서 피투성이가 된 청년이 성자의 집으로 왔다.

왕은 다친 청년을 정성껏 치료했다.

얼마 전, 청년의 가족들이 아무 잘못도 없이 왕에게 죽었다.

그는 궁으로 가 왕을 죽이려다 병사들에게 다쳤다.

사정을 들은 왕은 그를 용서하고 그에게 용서를 구했다.

왕은 다시 성자에게 세 가지 의문에 대한 답을 물었다.

성자가 말했다.

"세상에서 제일 중요한 때는 바로 지금입니다."

"나에게 가장 중요한 사람은 지금 나와 함께 있는 사람입니다."

"제일 중요한 일은 지금 나와 함께 있는 사람에게 정성을 다하여 사랑을 베푸는 것입니다."

– 톨스토이의 단편 「세 가지 질문」에서

러시아 작가 톨스토이는 동양 철학인 천지인 사상을 쉽게 풀었다.

28

과도하게 미친 사람들

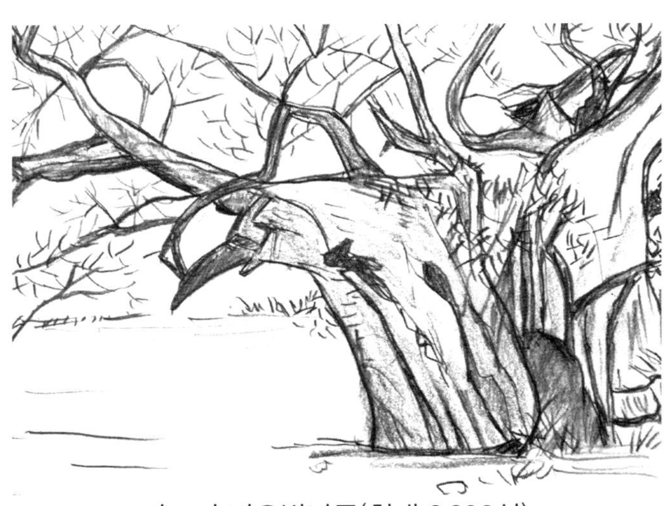

파프리 바오밥나무(최대 2,200살)
남아프리카공화국 크루지 국립공원

72세 남자가 잡지에 정력제를 발표했다.

그는 "개와 쥐의 고환 추출물로 정력을 회복했다."라고 했다.

정력이 회복되면 회춘이 된다고 한다.

그는 회춘의 근거를 댔다.

1. 정력이 돌아왔다.

그 증거로 오줌발이 세졌다.

2. 늦도록 일해도 피곤한 줄 모른다.

3. 젊은 때의 근력을 되찾았다.

그는 프랑스 의사 세카르로 1889년에 이런 주장을 했다.

너도나도 그의 이야기에 관심을 두었다.

황소 불알에서 많은 추출물을 빼 실험을 했다.

1936년, 남자의 불알에서 테스토스테론이 생성된다는 것을 알아
냈다.

테스토스테론은 남성 호르몬인데 스테로이드의 일종이다.

라틴어 'testis'(고환)와 'sterol'(스테로이드)가 합성된 말이다.

이 호르몬은 근육을 발달시킨다.

그래서 '동화작용(아나볼릭) 스테로이드'라 한다.

운동선수들이 능력을 키우려고 아나볼릭 스테로이드를 많이 썼
다. 1960년, 제약 회사가 아나볼릭 스테로이드를 이용한 '디아나
볼'을 생산했다.

암페타민은 스포츠계에서 아나볼릭 스테로이드와 쌍벽을 이루는
약물이다.
1887년, 각성제인 암페타민을 합성했다.
암페타민은 중추신경을 자극해 육체 능력을 높인다.
필로폰, 엑스터시는 유사 암페타민이다.

올림픽에서 이 약물들을 과다 복용한 운동선수들이 갑자기 죽는
일이 생겼다.
남자 같은 근육이 있는 여자 선수들이 금메달을 휩쓸었다.
올림픽위원회가 약물 사용(도핑) 금지와 도핑 검사의 필요성을 알
고 금지 약물 목록을 발표했다.
1968년, 겨울 올림픽부터 도핑 검사를 했다.

아나볼릭 스테로이드와 암페타민…
누구나 유혹을 받는 약이다.
제2차 세계 대전의 주역인 처칠, 루스벨트, 히틀러는 이 약들의
마니아였지만 당시에는 규제가 없었다.

김정은, 트럼프…

이들도 도핑 검사를 하면 뭔가 나올 수 있다.

쓸데없이 미쳤거나 과도하게 미친 사람들이 꽤 많다.

도핑 검사를 하면 뭔가 나오게 돼 있다.

29

나폴레옹과 헬렌 켈러

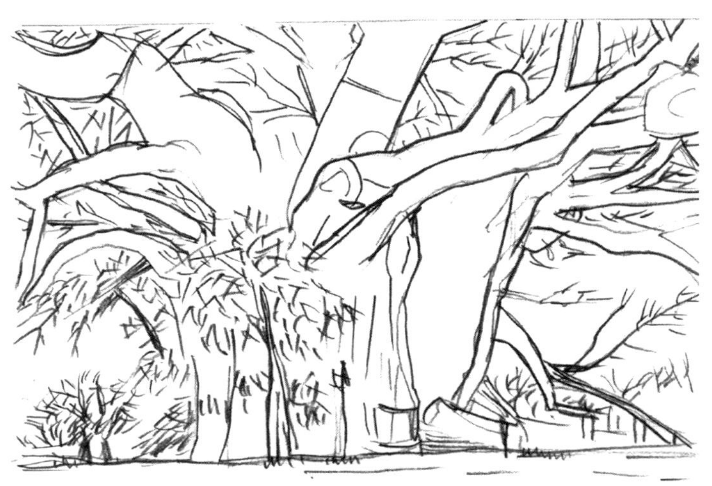

사골리 바오밥나무(2,000살)
남아프리카 공화국 림포포 주

'리더스 다이제스트'는 20세기 최고 수필로 헬렌 켈러의 『사흘만 볼 수 있다면(Three days to see)』을 꼽았다.

"내가 사흘만 볼 수 있다면
첫날은 나를 가르친 앤 설리번 선생님을 찾아가 그분의 얼굴을 보겠다. 그리고 아름다운 꽃과 풀, 빛나는 저녁노을을 보겠다.

둘째 날에는 새벽에 먼동이 터 오는 모습을 보겠다.
밤에는 빛나는 별을 보겠다.

셋째 날에는 아침 일찍 출근하는 사람들의 모습을 보겠다.
점심때는 영화를 보고 저녁에 집에 돌아와 사흘간 눈을 뜨게 해
주신 하느님께 감사의 기도를 드리겠다."

나폴레옹 보나파르트는 죽을 때
"내 생애에서 행복한 날은 6일밖에 없었다."라고 했다.

눈이 멀고 귀가 먹은 헬렌 켈러는 말했다.
"내 생애 행복하지 않은 날은 단 하루도 없었다."

30

커피와 부자

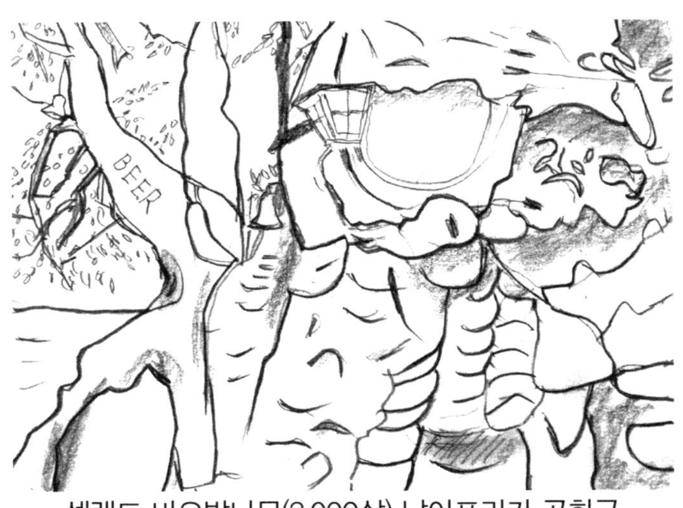

센랜드 바오밥나무(2,000살) 남아프리카 공화국

커피는 커피나무 열매다. 부자는 약초 바곳의 뿌리다.

중세 유럽에서는 사형수에게 사약으로 커피를 썼다.

중국이나 조선왕조에서는 죽일 사람에게 쓰는 사약으로 바곳 뿌리를 썼다. 커피에 있는 카페인은 기운이나 기분이 나게 하는 성분이 있어 세계에서 가장 인기 있는 음료수에 이용된다.

탄산음료나 드링크류도 다 카페인이 한몫한다.

그런데 이 카페인이 있는 커피가 사형수를 죽이는 독약이라니…

커피 5g이 사람을 죽일 수 있는 치사량이다. 바곳 뿌리 부자는 누구나 다 아는 독약이다. 많이 먹으면 눈이 멀거나 죽을 수 있다.

예전에 사형수에게 뜨거운 부자탕을 먹였다.

뜨거워야 약효가 빨리 퍼진다.

소주를 먹고 숨 가쁘게 달리면 빨리 취한다.

많이 먹고 달리면 죽을 수 있다.

부자탕은 독약이지만 적절히 쓰면 죽는 사람도 살리는 좋은 약이다. 많은 사람들이 건강식품이나 약초에 달인 수준이다.

그런데 모든 식품이나 약초는 양날의 칼이다.

나에게 약은 남에게 독이 될 수 있다. 잘 알아서 골라 먹자.

함부로 설치지 말자. 선무당이 사람 잡는다.

31

시련과 알맹이

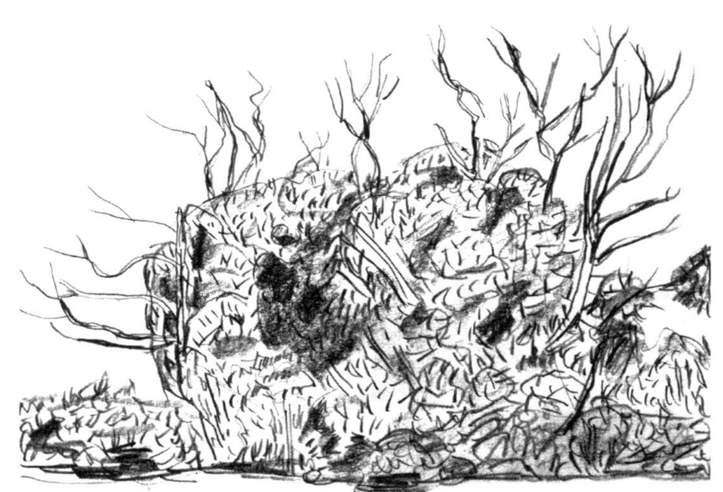

유카립투스(6,000살) 호주 밀림

호두 농사를 하는 농부가 신에게 청원을 했다.

"신이시여! 저에게 한 번만 일 년의 날씨를 주세요."

"왜?"

"이유는 묻지 마시고 딱 일 년만 날씨가 내 맘대로 되게 해 주세요." 신은 농부에게 일 년 날씨를 주었다.

햇볕을 원하면 햇볕을, 비를 원하면 비를 주었다. 바람도, 천둥도 없었다. 모든 게 순조로웠다.

가을이 왔다. 호두는 대풍년이었다. 주인은 산더미처럼 쌓인 호두 가운데 하나를 집어 깨뜨렸다. 그런데… 알맹이가 없었다. 속이 텅 빈 호두였다. 다른 호두도 마찬가지였다.

과수원 주인은 신을 찾아가 따졌다.

"알맹이가 없어요. 농사 망쳤어요."

신이 대답했다.

"이봐 시련이 없이는 알맹이가 없어. 알맹이는 폭풍이나 가뭄 같은 어려움이 있어야 껍데기 속의 영혼이 깨어나 여무는 거야. No pain, No gain.(고통 없이는 얻는 게 없다.) 잘 알겠지?"

사람이나 호두나 뭔 차이가 있겠나…

32

고래구멍과 숭늉

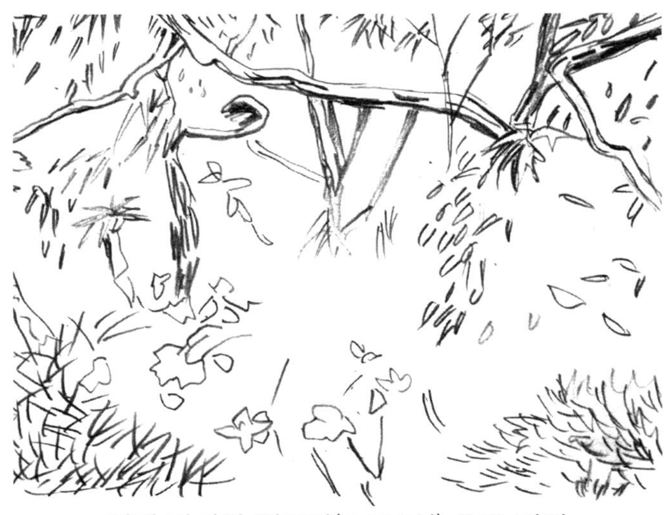

밀렵 말리와 인도양(6,000살) 호주 밀렵

“며칠째 난 설사를 했어.
뒷간으로 내달리고 내달리느라 정신이 없었어.
엄마는 고래구멍 천장에 매달린 그을음을 숟가락으로 살살 긁어
소금 섞어 내밀었지.”
– 조선일보 〈독자가 사랑한 우리말〉에서

고래구멍은 아궁이의 충청도 지역 말이다.
이 산 저 산 다 먹고도 배고픈 게 아궁이다.
아궁이 하나에 온 산의 나무가 다 들어간다.
수백만 원짜리 소나무도 며칠이면 다 먹는다.

아궁이에는 시커먼 그을음이 붙어있다.
설사가 나면 이 그을음을 썼다.
설사는 장에 독소가 있어 생기는 현상이다.
상한 음식을 먹으면 설사를 한다.

몸에 맞지 않은 물을 마셔도 설사를 한다.
‘그을음’은 이런 설사병에 잘 듣는다.
동의보감에는 오래된 솥 밑의 ‘그을음’을 ‘백초상’이라고 했다.

"여러 나무를 태워 생긴 서리로 해독 기능이 크다."라고 기록했다.

나무를 많이 태우면 솥 밑이나 아궁이에 '그을음'이 덕지덕지 생긴다.

아궁이의 '그을음'은 엎드린 용의 간인 '복룡간'이라고 했다.

정로환은 러시아를 정복한 환약으로 '그을음'과 관계가 깊다.

일본군이 러시아에 가 싸울 때 병사들이 설사병으로 고생했다.

일본 정부가 현상금을 걸었다.

"설사병을 잡아라!"

나무를 태운 목초액이 설사병에 특효약이 되었다.

나무를 태운 '그을음'이나 '목초액'이나 다 몸의 독소를 없애는 기능이 있다.

곡물을 태운 숭늉이 몸에 좋은 이유다.

숭늉은 몸의 독소를 없애고 이뇨작용이 있다.

물을 많이 먹는 게 건강에 좋다는 게 전 세계 의학계의 정설인데 어느 물을 먹어야 좋은지는 잘 모른다.

우리 조상들은 예전부터 숭늉을 먹었다.

33

노력의 기적

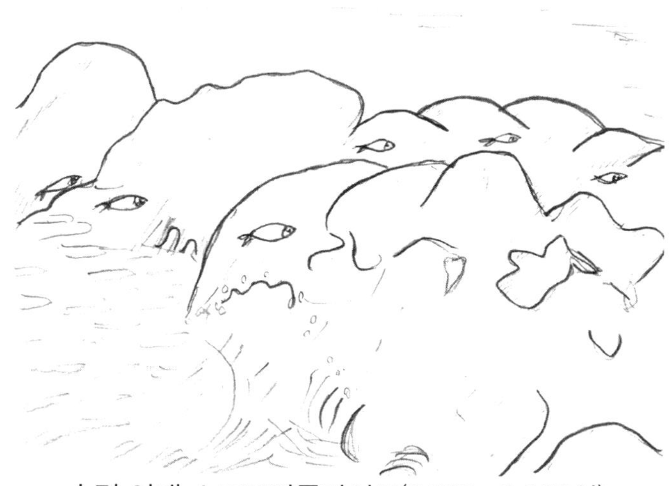

수면 아래 스트로마톨라이트(2,000~3,000살)

호주

-영화 〈라쇼몽(나생문)〉과 세 명의 술꾼

영화 〈라쇼몽(나생문)〉은 일본 영화감독 '구로사와 아키라'가 만
든 작품이다.
한 사건을 세 사람의 목격자가 따로따로 이야기한다.
각자 자기 관점에서 사건을 본다.
인간의 이기심을 다룬 작품으로 1951년 베니스 영화제 황금사자
상을 받았다. 우리는 6·25 전쟁으로 이런 게 있는 줄 몰랐다.

남자 셋이 택시를 탔다.
택시 기사는 그들이 취한 것을 알았다.
시동을 걸었다가 잠시 후 껐다.
"손님 다 왔어요."

첫 번째 남자가 기사에게 돈을 냈다.
두 번째 남자는 고맙다고 했다.
세 번째 남자는 기사의 뺨을 때렸다.
기사는 놀라서 물었다.
"왜 때려?"

그가 대답했다.

"야 인마! 다음부턴 운전 좀 살살 해.

너무 빨라 숨넘어가는 줄 알았어."

나라가 어지럽다.

코로나 독감보다 더 어지러운 게 세상 판이다.

〈나생문〉처럼 서로 생각이 다른 탓이다.

어려움에 처한 사람, 특히 중병에 걸린 사람은 〈나생문〉 속 인물
이나 술꾼들처럼 병에 대처하는 방법이 다 다르다.

관절은 쓸수록 약해지지만 뇌, 심장, 뼈는 쓸수록 튼튼해진다.

특히 뇌는 쓰면 쓸수록 뇌 신경 세포 사이에 '연결성'이 강해진다.

어려운 일, 새로운 일을 만나면 뇌는 더 큰 자극을 받아 '연결성'
이 튼튼해진다.

인공지능 바둑이 사람을 이기는 비결이 이 '연결성'에 있다.

원주율 3.1415926535897932…

이 숫자를 2만 자리까지 외우는 사람이 지구 상에 두 명 있다.

세익스피어의 〈햄릿〉은 5만 개의 글자다.

이 희곡을 외우는 사람은 무수히 많다.

인간의 정신력이 얼마나 대단한지…

80세 나이에 발차기를 자기 키보다 높게 하는 사람이 있다.

아직도 주먹 힘은 20여 명의 청년을 이긴다.

소림 무술의 달인 이소룡의 젊은 시절과 같다.

그는 태권도를 학문의 영역으로 업그레이드시켰다.

각 대학에 태권도 학과가 생겼다.

세계 최초의 일이다.

아시아 태권도 연맹 이규석 회장 이야기다.

기적이다… 천재다… 한다.

이건 기적도 아니고 천재도 아니다.

판단과 노력이다.

어려운 질병에서 해방되는 비방은 너절한 상식을 떠나 올바른 판
단과 끈질긴 노력에 있다.

34

일하다 죽기

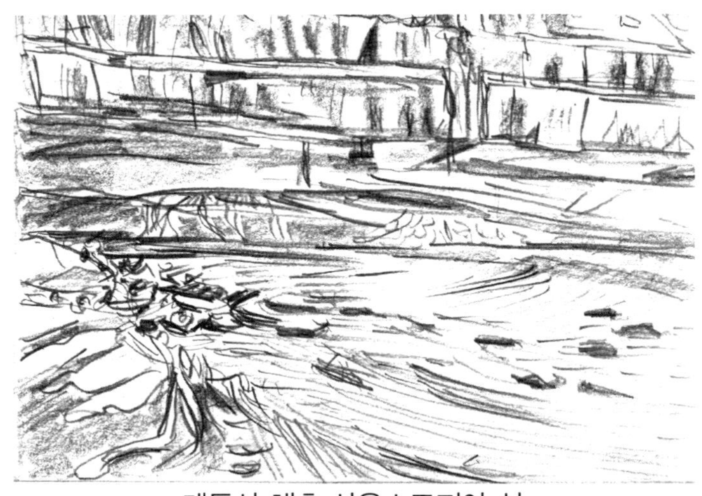

메두사 해초 사우스조지아 섬

젊었거나 늙었거나 언제 죽을지 모른다. 나이는 아무 관계가 없다. 얼마나 열심히 일하느냐? 가 핵심이다.

막스 베버가 『소명으로서의 정치』에서 말했다.

"토론하면서 출생증명서의 나이를 내세우며 이기려 드는 상대를 나는 참은 적이 없다. 상대가 스무 살이고 나는 오십이 넘었다는 사실로 내가 더 성취하고 더 배웠다고 할 수 없다."

나이는 문제가 아니다.

'삶의 현실을 직시할 수 있는 단련된 실력,

삶의 현실을 견뎌낼 수 있는 단련된 실력,

삶의 현실을 내면으로 감당할 수 있는 단련된 실력'이 핵심이다.

100살 먹은 바보가 있고 20살 먹은 실력자가 있다.

100살에도 일하는 사람이 있고 20살에도 노는 사람이 있다.

"열심히 일한 당신. 떠나라!" 이런 말이 유행한 적이 있다.

떠나긴 어디로 떠나? 계속 일해야지.

언제까지?

죽을 때까지…

아프든 말든 그냥 일하다 죽기다.

35

사람의 일생

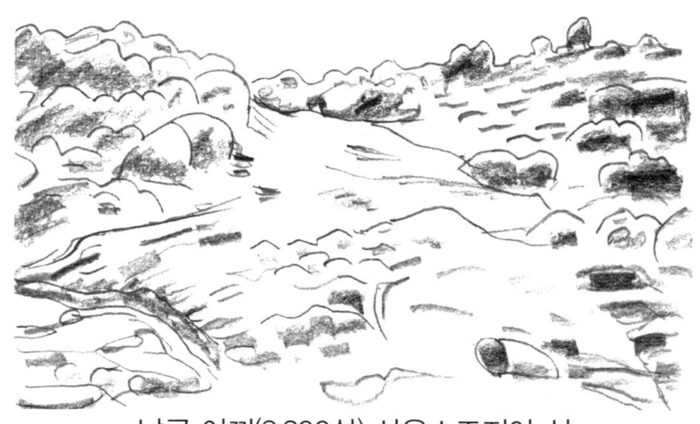

남극 이끼(2,200살) 사우스조지아 섬

사람의 일생이 뭐 그리 대단한 거라고 많은 사람들이 누구는 뭘 했으니 어찌 했으니 이러쿵저러쿵 지껄인다.

시는 더 보잘것없지만 많은 사람들이 읽고 비난한다.

친구여, 그저 마음을 비우고 살며 계속 쓰도록…

– 괴테의 시, 「사람의 일생(Eines Menschen Leben)」에서

새해가 밝았다.

세상은 전염병을 앓고 있다.

불가에서 '번뇌는 보리'라 한다. 고통은 깨달음의 지혜라는 말이다. 어려움 없이는 깨달음도 없고 지혜도 없다.

사는 게 고통이다.

고통 속에 숨 쉬는 기쁨이 있고 일하는 기쁨이 있다.

이 기쁨이 행복이다. 고통이 있어야 행복이 있다.

'번뇌가 보리'인 이유다. 고통 없는 행복은 껍데기다.

고통을 새롭게 보고 새롭게 견디자.

코로나 독감…

잘 왔다.

이 속에서 '작은 기쁨이 행복이구나…' 하는 지혜를 기르자.

36

산신령의 마음

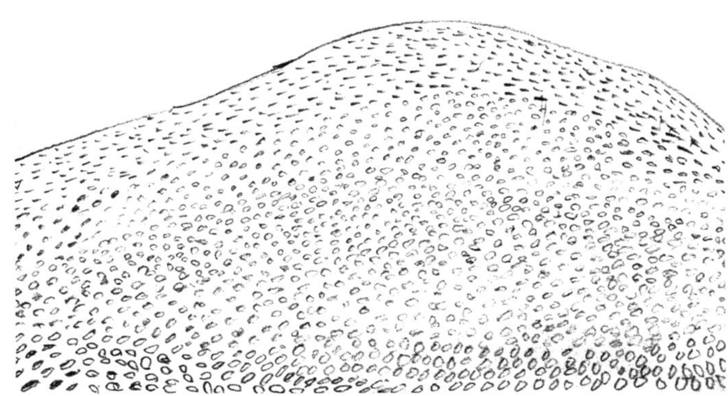

뇌산호 앞부분(2,000살) 토바고 스페이사이드

어느 초가집에 몸이 약해 골골거리는 남자가 살았다.

그 집 앞에는 큰 바위가 있었다.

바위가 있어 집에 드나드는 게 힘들었다.

어느 날, 산신령이 꿈에 나타났다.

"젊은이! 바위가 없으면 좋겠지? 그 바위를 매일 밀어라!"

그는 날마다 바위를 밀었다.

1년이 지나고 2년이 지났다.

그는 바위의 위치를 재 봤다.

바위는 조금도 움직이지 않았다.

그는 바위 앞에 앉아 지난 2년의 노력이 헛수고임을 알고 속상해
했다.

그때 산신령이 찾아와 그에게 말했다.

"젊은이! 왜 그렇게 속상해하지?"

그가 대답했다.

"산신령님 때문이에요.

산신령님 말씀대로 2년이나 바위를 밀었는데 바위가 전혀 움직이
지 않았어요."

산신령이 웃으며 말했다.

"나는 너에게 바위를 옮기라고 한 적이 없단다.

그냥 바위를 밀라고 했어. 이제 거울에 비친 너를 봐라."

그는 거울을 보았다.

거울에 있는 남자는 예전의 허약한 남자가 아니었다.

근육질의 건장한 사나이였다.

그는 생각했다.

'지난 2년 동안 밤마다 하던 기침이 없었구나!

매일 기분이 좋았고 일도 많이 했고 잠도 잘 잤지.'

산신령의 마음은 '바위의 위치를 변화시키는 것이 아니라 그를 변
화시키는 것'이었다.

그는 '바위를 옮겼기 때문'이 아니라 '바위를 밀었기 때문'에 건강
한 몸이 되었다.

새해 결심… 십계명

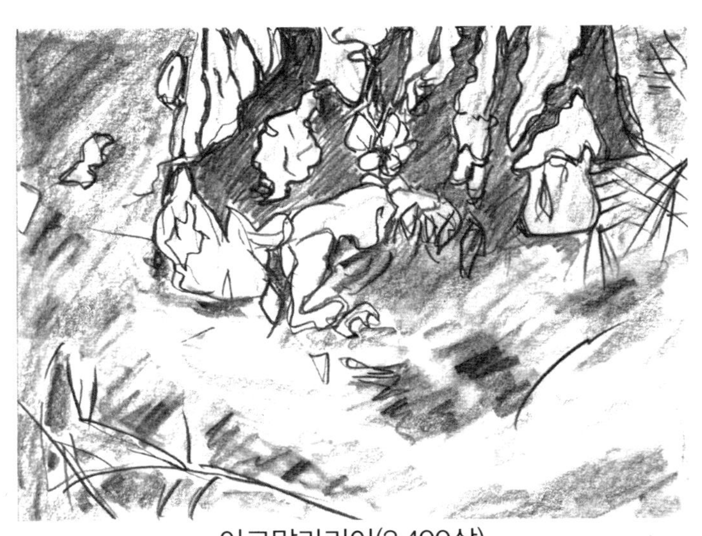

아르말라리아(2,400살)
미국 오리건 주 빌히어 국유림

삶은 천국인가? 지옥인가?

내가 만든 행복의 조건이 나를 행복하게 만든다.

몇 해 전, 새해를 맞아 프란치스코 교황이 제안한 새해 결심 십계
명이다.

1. 험담하지 말자.

2. 음식을 남기지 말자.

3. 타인을 위해 시간을 내자.

4. 검소하게 살자.

5. 가난한 이들을 몸으로 가까이하자.

6. 사람들을 판단하지 말자.

7. 생각이 다른 이들과 친구가 되자.

8. 영원한 약속을 두려워 말자.

9. 주님과 자주 대화하자.

10 기쁘게 살자.

행복을 위한 새해 계명을 만들자.

스스로 행복의 목표를 만들어 살자.

남이 만든 행복의 목표는 거들떠보지 말자.

천국을 꾸미자.

38

도전은 행동이다

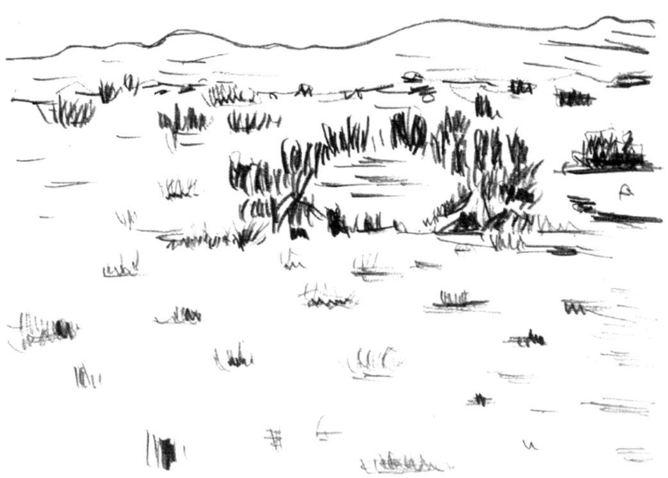

모하비 유카(1만2,000살) 미국 모하비 사막

인생 도처에 덫이 있다. 팔이 걸리기도 하고 발이 걸리기도 한다.
목숨도 걸린다.

영화 〈127시간〉은 혼자 암벽등반 하다 바위틈에 손목이 걸려 죽
어가는 모험가 아론 랠스턴의 '살아내기'다. 아무도 도울 수 없다.
휴대폰도 없다. 지나가는 사람도 없다. 이대로 죽어야 하나?
그의 머릿속에는 별별 생각이 맴돌았다.

니체의 말이 떠올랐다.
"삶은 고통이다. 우리는 그 고통에서 교훈을 얻는다."
"인생에서 실패란 추락하고도 안 일어나는 것이다."라는 말도 생
각났다.
늑대 이야기가 번쩍! 그의 머리를 때렸다.
"늑대는 덫에 걸리면 자기 발을 물어뜯어 생명을 건진다."
그의 수중에는 작은 주머니칼이 있었다.
그는 이 칼로 팔을 잘라 목숨을 건졌다.

그를 살린 것은 니체의 말이 아니라 늑대의 행동이었다.
'도전은 행동이고 최고의 철학이다.'

확찐자의 공포
키토시스와 누룽지

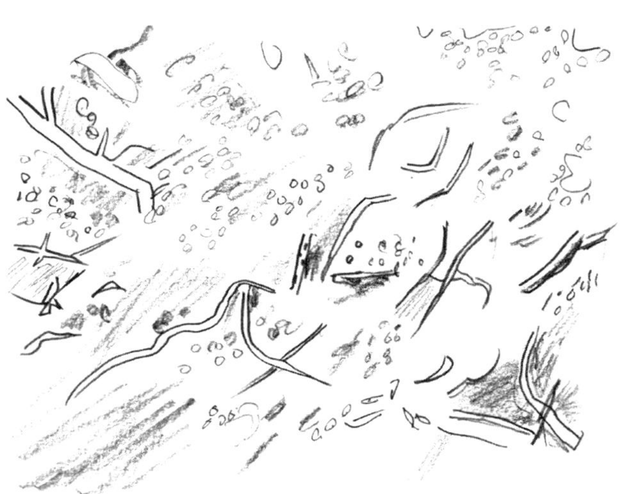

크레오소트 관목(1만2,000살) 미국 모하비 사막

1960년대까지 중산층 한국인의 소망은?

'기름이 잘잘 흐르는 쌀밥에 고깃국을 배불리 먹으면 이병철이나 김종필이 부럽지 않다.'였다.

당시 최고 재산가는 삼성 주인 이병철이었고,

권력자는 김종필이었다.

최고 권력자 박정희의 이름은 무서워 입에 달지 못했다.

박은 조선 시대 상감마마와 같은 급수였다.

2020년의 키워드는 키토시스(ketosis)였다.

키토시스는 쌀밥 같은 탄수화물 대신 지방을 중심 에너지원으로 쓰는 상태를 말한다.

이병철, 김종필보다 윗급인 쌀밥이 개 취급을 당하는 세상이 되었다. 인류를 오랫동안 먹여 살린 쌀, 밀가루가 천덕꾸러기가 되었다.

저탄고지 식단이 유행이다.

배부른 다이어트는 밥, 빵, 국수 따위의 탄수화물은 극도로 적게, 고기와 버터 따위의 좋은 지방을 에너지로 삼아 배부른 느낌을 주는 식단이다.

변비가 심한 사람은 참기름을 자기 전에 1~2숟가락을 먹으면 금
상첨화다.

그런데 밥을 안 먹으면 허전한 사람들이 있다.
이런 사람들은 밥을 30~40%쯤 태운 누룽지를 먹으면 된다.
이 누룽지는 탄수화물의 양은 줄고 해독 기능이 강한 탄수화물이
된다.
키토시스 시대를 현명하게 대처하는 지혜는 누룽지 이용에 있다.

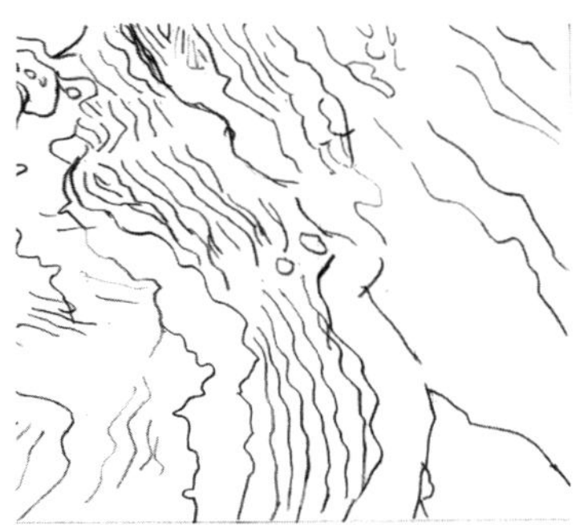

밤나무(3,000살)시칠리아 산탈피오

40

환자의 연장

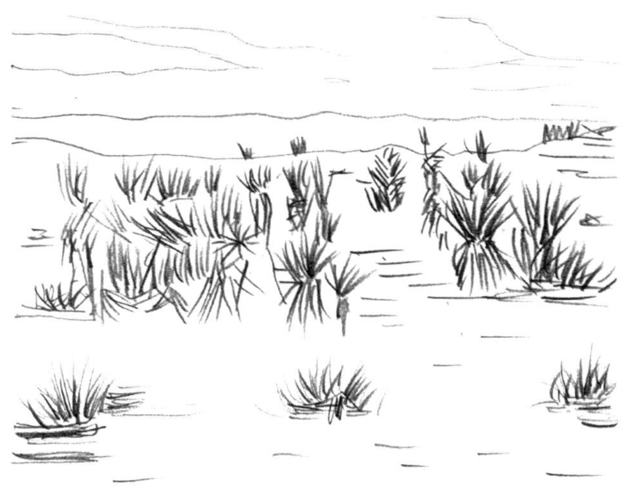

모하비 유카(1만2,000살) 미국 모하비 사막

모기는 체외 기생충으로 척추동물, 무척추동물의 피를 빨아 생계
를 유지한다. 우리가 모기의 침으로 알고 있는 것은 속이 빈 대롱
이다.
그 속에는 침이 6개 있다.
끝에 침이 달린 침 두 개.
혈관을 찾아 피를 뽑는 바늘 한 개.
응혈 방지 물질을 내뿜는 바늘 한 개.
지지대 두 개.
모기는 이 연장 덕분에 수천만 년 살아남았다.

목수의 망치, 이발사의 가위, 관운장의 청룡언월도, 카레이서의
자동차…
각자 직업에 따라 목숨처럼 여기는 연장이다.

환자도 질병과 마주치면 어떤 연장을 고를지 심사숙고해야 한다.
의사, 약, 식이요법, 운동, 건강서가 별처럼 많다.
이 가운데 환자가 꼭 필요한 연장을 골라야 병에서 탈출한다.

41

참기름이 먼저다

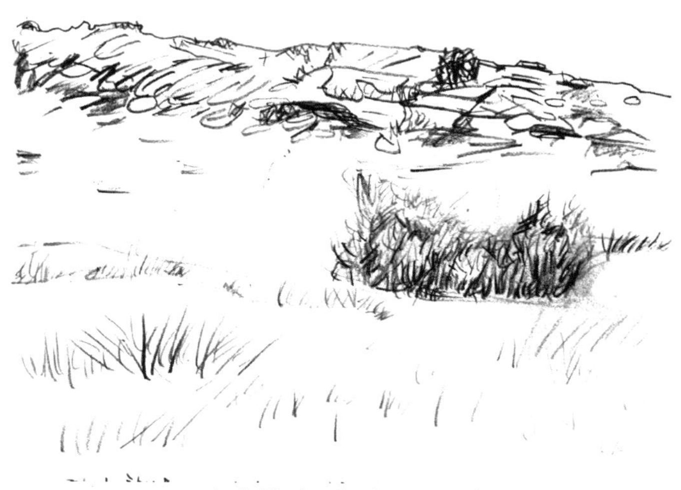

파머 참나무(1만3,000살)
미국 캘리포니아 주 리버사이드

양생법이 하늘의 별처럼 많다.

김일성은 온갖 보약을 다 먹었다.

산삼, 녹용, 웅담, 해구신…

그가 평소 즐겨 먹은 것은 참기름이었다.

참기름은 전통 방식으로 볶아 압착했다.

참깨는 야생 참깨를 썼다.

만주나 백두산에 자생하는 야생 참깨는 재배하는 참깨의 20% 크기로 작다.

참기름은 해독제, 천연 항생제의 제왕이다.

참기름으로 입안 청소를 하는 게 좋은 양생법 가운데 하나다.

변비가 있는 사람은 취침 전 참기름 1~2숟가락을 먹고 자면 도움이 된다. 염산으로 추출한 참기름은 입안 청소나 변비 해소용으로 쓸 때 오히려 해로울 수 있다.

질병의 종류는 12,420종이다.

가장 흔한 병은 잇몸병으로 성인은 70%가 고통을 겪고 있는데 똑똑한 처방이 없다.

참기름+소주+소금물 처방은 잇몸병의 99.9%를 치료한다.

클레오파트라, 양귀비가 미용과 건강에 이용한 참깨는 인도가 원산지로 중국을 거쳐 한반도에 들어왔다.
참깨는 혈관질환, 치매 예방, 피부 미용, 변비 예방, 숙취 해소 등 거의 만병통치 수준의 식품이다.

임금은 후궁과 자기 전에 체력을 보충해야 한다.
후궁은 하룻밤 동침으로 인생 역전의 기회를 노린다.
엄청난 재주를 부린다.
임금도 수놈이니 이런 후궁들에게 많은 기력을 쏟았다.
임금은 먼저 임자 죽으로 체력을 다졌다.
산삼, 녹용이 아니라 깨죽을 먹었다.
임자는 들깨다.
신혼부부는 깨가 쏟아진다고 한다.
이 들깨죽에서 나온 말이다.

그런데 서양 사람들은 들기름, 참기름 냄새를 맡거나
들기름, 참기름이 들어있는 식품의 냄새를 맡거나
먹으면 구토를 하는 사람도 있다.
이들과 식사를 하거나 초대를 할 때는 주의해야 한다.

42

명성은 수증기,
인기는 우연한 사건과 같다

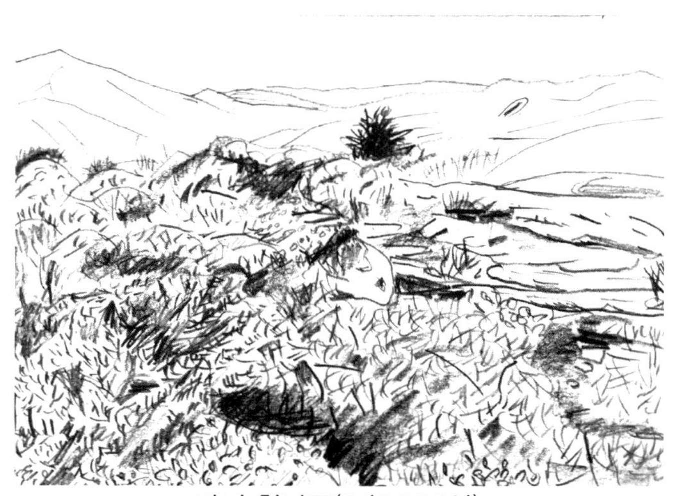

파머 참나무(1만3,000살)
미국 캘리포니아 리버사이드

아인슈타인의 상대성 이론은 이해하는 사람이 드물었다.

그래도 그는 인기가 많았다.

많은 곳에서 그를 초청했다.

뭔 소린지 몰라도 강연장은 사람들로 꽉꽉 들어찼다.

그는 일정이 빡빡했다.

계속 피곤했다.

"내가 이 세상에서 몇 사람만 이해할 수 있는 논문 몇 편으로 유명해지다니…" 아인슈타인의 말이다.

상대성이론이 출간된 지 4년 후 그는 놀랐다.

"현재 마부나 웨이터까지 내 이론에 대해 논란을 벌인다."

그는 한탄했다.

"동화에서 어떤 남자가 손대는 게 다 금으로 변하듯 나의 모든 것에 대해 언론이 야단법석이다."

강연장 가는 자동차에서 그는 꾸벅꾸벅 졸았다.

운전기사가 아인슈타인에게 말했다.

"박사님! 저는 박사님 강연을 하도 들어 다 외우고 있습니다. 제가 대신 강연해도 될까요?”
아인슈타인이 운전기사를 살펴보니 외모나 몸매가 자기와 비슷했
다.

그들은 옷을 바꿔 입었다.
가짜 아인슈타인이 연단에 올라갔다.
진짜 아인슈타인은 청중석에서 단잠을 잤다.
강연이 끝나자 대학교수가 날카로운 질문을 했다.
순간, 강연장은 조용했다.
진짜 아인슈타인이 잠에서 깼다.
가짜는 자기 정체가 탄로 날까 봐 가슴이 벌렁거렸다.

잠시 시간이 흘렀다.
가짜 아인슈타인이 웃으며 대답했다.
“너무 쉬운 질문이군요. 그런 정도의 질문은 제 운전기사도 대답
할 수 있지요. 자 기사님! 이리 나오세요.”

세계적인 바이올리니스트가 있었다.
가는 곳마다 공연장은 그의 연주를 들으러 온 사람들로 붐볐다.
뉴욕에 왔다.
그는 공연을 앞두고 뉴욕 지하철역에서 연주를 했다.

행인들은 힐끔힐끔 그를 보며 지나갔다.

아무도 그의 연주를 들으려고 멈춰 서는 사람이 없었다.

간간이 동전 한 개씩 던져주고 가는 사람은 있었다.

작가 둘이 노벨상을 받은 작가들의 글을 발췌해 출판사 20곳에
보냈다. 13곳에서는 아무 대답이 없었다. 7곳에서 반응을 보였다.
"출판할 수 없습니다."

43

나는 잘 살 거야

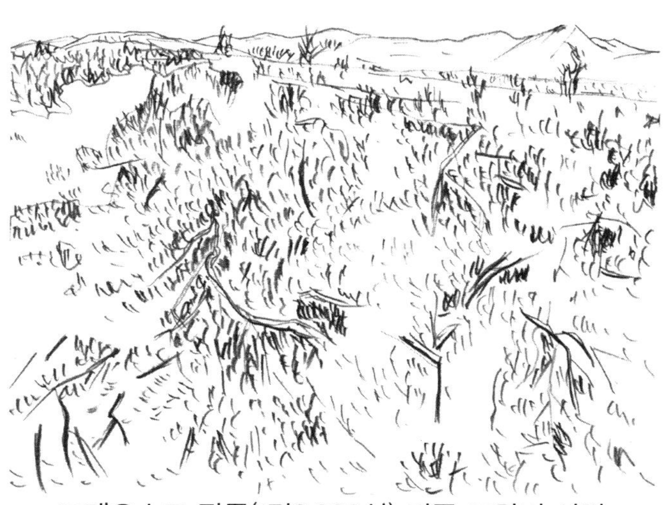

크레오소트 관목(1만2,000살) 미국 모하비 사막

중국에서는 삼국지, 수호지, 서유기, 금병매를 4대 기서로 친다.
그런데 만리장성과도 안 바꾼다는 책이 있다.
『홍루몽』…

『홍루몽』을 쓴 조설근이 말했다.
"내가 반평생 어영부영 살다 보니 창피하더라. 이제 책 한 권을
써 세상의 눈을 즐겁게 하고 사람의 근심을 덜어주고 싶다."

남강 이승훈은 시장에서 장사를 했다.
그는 많은 돈을 벌어 잘 사는 게 꿈이었다.
장사가 잘 됐다.
많은 돈이 벌리자 신바람이 났다.

어느 날, 장마당에서 도산 안창호 선생의 연설을 들었다.
마음이 뜨거워졌다.
자신의 삶을 들여다봤다.
고작 돈 많이 벌어 잘 사는 게 꿈이라니…
잘 사는 게 고작 돈이 많은 것이라니…

그는 도산 안창호 선생을 만났다.

새롭게 살기로 했다.

잘 살기로 했다.

그는 오산학교를 세웠다.

김안서, 김소월, 백석, 이중섭, 함석헌 등이 이 학교를 졸업했다.

그는 독립선언서에 서명한 민족대표 33인 가운데 한 사람이 되었다.

톨스토이는 50살에 새롭게 살기로 했다.

『톨스토이 참회록』을 쓰고 32년 동안 잘 살다 죽었다.

그의 좋은 작품은 대부분 이 시기에 쓰였다.

누구나 인생의 전환점이 있다.

잘 사는 때가 찾아온다.

정신이 번쩍 든다.

'삶의 모든 순간이 첫 순간이고 마지막 순간이고 유일한 순간이구나.'

행복이 뭐냐?

심리학자 웨인 다이어가 그의 마지막 책『인생의 태도』에서 대답했다.

"행복은 삶의 어떤 목표나 꼭 도달해야 할 목적지가 아니다.
나아가는 여정이다.
좋은 관점과 애정을 가지고 한 걸음씩 나아가는 자세에 달렸다."
중병에 걸린 사람, 크게 망해 최악을 염두에 둔 사람이 꼭꼭 씹어
야 할 말이다.

아침마다 거울을 보고 외친다.
"나는 꼭 잘 될 거야."
"나는 잘 살 거야."
100번씩 소리치면 잘 되고 잘 살게 된다.
병이 사라지는 것은 말할 것도 없다.

44

일등이 되지 말고 일류가 되자

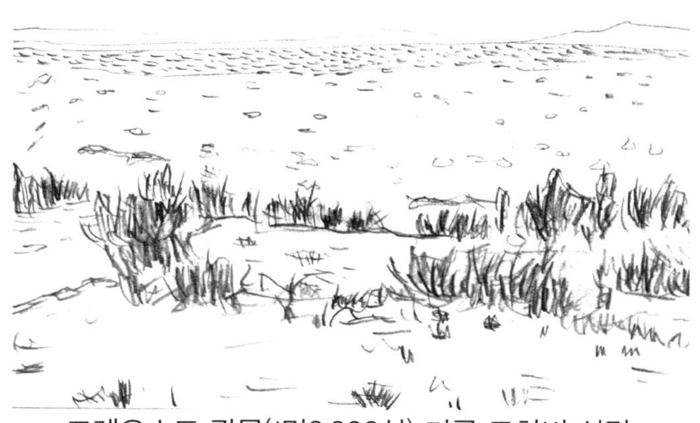

크레오소트 관목(1만2,000살) 미국 모하비 사막

남 부럽지 않게 살기…

대부분 사람들의 소망은?
대통령?
재벌?
유명 연예인이나 운동선수?
아니다.
뭐야?
'남 부럽지 않게 사는 거…'

비가 많이 온다.
흘레구름, 흘레바람을 아는지?
비가 오려고 구름이 엉기는 것이 흘레구름이다.
비를 몰아오는 바람이 흘레바람이다.
흘레가 뭐냐고?
짐승이 교미하는 것을 '흐르다'라고 한다.
'흐르다'가 변해 '흘레'가 되고 '흘레하다', '흘레 붙다'의 형태로 쓰
게 되었다.
사람에게 '흘레'라는 말을 쓰면 큰 욕이 된다.

정욕이 넘쳐 많은 여자를 상대하는 사내가 '흘레개'다.
부러운 놈!
도덕의 망명객!

왕성한 성욕으로 닥치는 대로 남자와 엉켜 붙는 계집은 '흘레암캐'다.
부러운 여자!
도덕의 해방자!

예전에는 길에 엉켜 붙은 개들이 많았다.
오랜 시간 붙어 있었다.
아무리 잡아당겨도 떨어지지 않았다.
아낙네들이 신문지에 불을 붙여 흘레하는 개들을 떼어 놨다.
그냥 놔두지 무슨 심뽀로 그랬는지…

우리 소망은 '남 부럽지 않게 사는 거'다.
남이 나보다 조금이라도 잘 사는 게 눈꼴시다.
같은 영장류인 사람이나 원숭이나 마찬가지다.
원숭이 집단에 바나나 한 개씩 주면 다 행복하다.
그런데 한 놈에게만 바나나 두 개를 주면 나머지 원숭이들은 다 불행하게 느낀다고 한다.

인간도 남이 더 갖는 걸 못 견딘다.

없어서 불행한 게 아니고 남이 부러운 게 불행이다.

일등과 일류의 차이가 뭐지?

일등은 주위의 사람을 몽땅 꺾고 꼭대기에 올라서는 것이고 일류

는 타인과 관계없이 나 혼자 최고가 되는 것이다.

"나는 동네 청소를 최고로 잘한다."

"나는 교통질서를 최고로 잘 지킨다."

"나는 약속을 제일 잘 지킨다."

－정철「사람사전」에서

전우의 시체를 넘고 넘어 일등이 된 자는 남에게 의존하는 달과

같은 행성이고, 혼자 일류가 된 사람은 스스로 빛을 내는 태양과

같은 항성이다.

45

전립선은 건강의 척도다

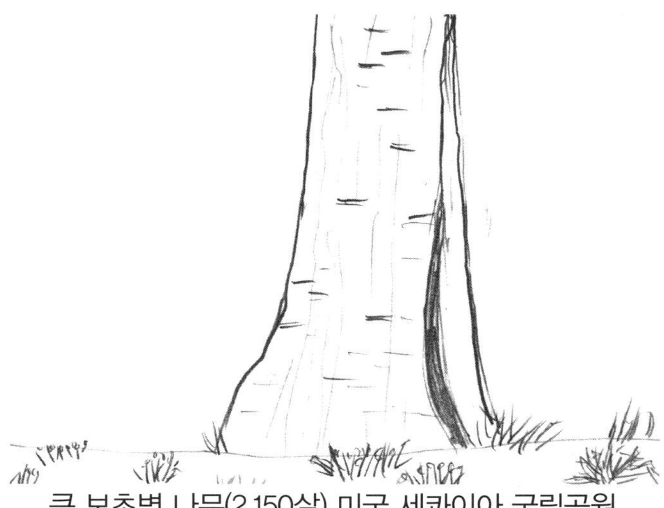

큰 보초병 나무(2,150살) 미국 세콰이아 국립공원

그는 주례를 1,500번쯤 섰다. 일 년에 50번, 30년간 이어졌다.

그런데 5년 전부터 문제가 생겼다.

주례사를 하려면 소변이 마려워 말을 할 수 없었다.

일회용 기저귀를 사용했다. 가까운 친구들은 50대에 전립선 수술을 받고 발기불능이 되었다. 전립선 약을 먹는 친구들도 성기능 분야의 폐인이 되었다.

허리 수술이나 전립선 수술을 하면 왜 발기불능이 될까?

내 선배는 6·25전쟁으로 부상을 입고 휠체어를 타는 상이군인들을 돕는 단체를 운영했다. 그는 그들의 결혼을 많이 주선했다.

휠체어에 앉은 사람은 성생활을 할 수 없는데 무슨 결혼인가?

이들에게 시집오는 여자는 누구인가?

남자들은 많은 연금을 받았다.

젊은 여자들은 이 연금을 보고 결혼을 했다.

이 부부들은 양자나 양녀를 들였다.

그런데 어떤 부부는 아이를 낳았다.

여자가 딴 짓을 한 것일까?

무슨 수로 아이가 생기고 나왔을까?

남편이 싱글벙글 하는 걸 보면 더 궁금했다.

척추 환자 가운데 4, 5, 6번 요추를 다친 사람은 성생활을 할 수 없다.(6번 요추는 미골이다.) 그러나 1, 2, 3번 요추를 다친 사람은 성생활을 하는데 지장이 없다.

그들은 발기시간이 길어 부인에게 큰 만족을 주었다.

생명체의 세포는 아주 작다. 현미경으로 봐야 한다.

큰 세포는 계란이다. 계란은 한 개의 세포다.

우리 몸에는 1m가 넘는 신경 세포가 있다.

척추 끝에 있는 신경 세포는 엄지 발가락까지 이어져 있다.

그러니 척추 수술이나 전립선 수술을 하면 이 신경 세포의 선이 끊어져 발기불능이 된다.

한의학에서는 경락을 끊었다고 한다.

2천 년 전, 의성 화타는 침을 놔서는 안되는 경혈로 척추를 꼽았다. 그는 척추를 건드리면 1m가 넘는 신경 세포가 망가져 반신불수가, 전신불수가, 성기능 장애가 생기는 것을 알았다.

주례 선생은 전립선 살리기 운동을 했다.

1. 전립선 약을 끊고 진한 숭늉을 마셨다.

2. 아침에 일어나 들기름을 한 숟가락 입에 물고 5분 후 삼켰다.

3. 잡곡 누룽밥을 새우젓에 먹었다.

4. 참기름을 서혜부에 발랐다. (참기름은 기름집에서 짠 압착식 참기름을 썼다.)

5. 내가 처방한 전립선 처방 약을 먹었다.

하루 2시간 이상 걸었다.

취침 한 시간 전, 그는 가열순환제를 발바닥에 바르고 10분 간 마사지를 하고 양말을 신고 막대기로 발바닥을 때렸다.

그는 한 시간 이상 판소리를 부르면서 발바닥을 때렸다.

그의 아내도 소변이 수시로 나와 고생을 했는데 남편과 똑같이 운동과 섭생을 했다.

아내는 밤에 판소리 대신 미스터 트롯 재방송을 들으며 발바닥을 때렸다.

성 신경이나 신장기능은 남녀 차이가 없다.

신장, 방광, 전립선, 자궁은 신기능 영역이다.

신기능이 활성화되면 늙은 사람도 젊은이와 같은 몸이 된다.

부부는 6개월 후 건강한 부부관계를 회복했다.

그의 아내는 친구나 동창들과 다니면 "딸이에요?" 하는 소리를 들었다.

46

대머리 약과 비아그라의 대결

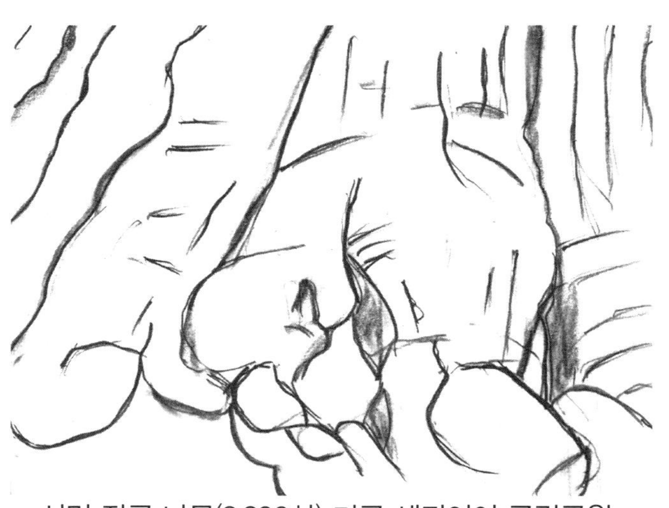

서먼 장군 나무(2,200살) 미국 세쿼이어 국립공원

대부분의 남자는 주장한다.

'정력은 아무리 넘쳐도 너무 넘치는 게 아니다.'

'남자는 밥 힘과 X 힘으로 산다.'

비아그라는 90세 넘는 노인들도 전립선 기능, 신장 기능만 정상에 가까우면 섹스가 가능하게 했다.

그런데 비아그라 대신 남성호르몬을 감퇴시키는, 정력을 줄이는, X힘을 거털 내는 약을 먹는 남자들이 많다니 놀랍지 아니한가?

미국 제약회사가 전립선 비대증 치료제를 연구하다 남성호르몬 대사물질(DHT)을 억제하면 전립선 질환과 탈모증세를 막을 수 있다는 것을 알아냈다.

탈모 치료제 '프로페시아Propecia'에는 남성호르몬을 줄이는 성분 '피나스테리드'가 들어 있는데 대머리들은 평생 먹어야 한다.

탈모 치료제가 비싸 대신 전립선 비대증 치료제를 먹는 사람도 생겼다. 둘 다 남성호르몬을 감퇴시키기는 마찬가지다.

옛날부터 대머리는 남자들의 골칫거리였다.

아리스토텔레스는 '염소 오줌'을 머리에 발랐다.

그는 '거세된 남성중엔 대머리가 없다.'는 것을 기록으로 남겼다.

고자나 여자 가운데 대머리가 없는 이유다.
고자 대머리, 여자 대머리는 없다는 말이다.
히포크라테스는 대머리에게 '비둘기 똥'을 처방했다.

스트레스가 심하거나 남성호르몬 이상 분비가 있는 여자도 탈모가 온다.
청나라 말기의 최고 권력자 서태후는 탈모가 심해 40대부터 가발을 썼다.
중국의 한의학이 발달했어도 서태후의 탈모는 어쩔 수 없었다.
이 여자는 70세에도 날마다 젊은 남자와 관계를 하고 그들을 다 죽여 버렸다.
서태후는 심한 스트레스, 호르몬 과다 분비를 이런 방법으로 해소했을 가능성이 높다.

여배우 조앤 콜린스가 방송에 나왔다.
사회자가 물었다.
"젊음의 비결은?"
"섹스"89세의 할멈, 콜린스는 50대의 미모와 몸매를 지녔다.
이 할멈의 아름다운 금발은 서태후처럼 가발일 개연성이 높다.

어느 깊은 산골에 한의학자가 있었다.

그는 라이센스를 받자 정감록에 나오는 10승지를 검색했다.

10승지는 천재지변이나 난리가 나도 화를 피할 수 있는 무릉도원 같은 곳이다.

그는 자기 취향에 맞는 곳을 찾아 약초를 기르며 의서를 보며 환자 치료를 했다.

수염을 관운장처럼 길게 길렀다.

어느 날 수염 한가운데에 원형 탈모증이 생겼다.

그는 산에 가 염소도 안 먹는 독초뿌리를 캐 그것을 끓여 환부에 바르자 한 달 만에 증세가 사라졌다.

오랜만에 딸 내외가 찾아왔다.

52세 사위가 거의 대머리가 돼 있었다.

"언제부터 머리카락이 빠졌지?"

"일 년 전부터 스트레스를 많이 받다 보니 전립선 비대증이 생기면서 머리가 빠졌어요.

아침마다 한 웅큼씩 빠지더니 이렇게 됐어요.

전립선 비대증 약을 먹는 선배들을 보니까 기운이 빠지고 여자를 멀리하게 된다고 해 치료를 보류하고 있습니다."

"내 원형탈모증을 고친 약이 있으니까 이 약을 바르면 머리카락이 나올 거야"

"전립선 비대증은요?"

"그건 고치기 쉬워."

"까맣게 태운 누룽지로 숭늉을 만들어 물 대신 수시로 먹으면 소변이 시원하게 나와. 전립선 기능은 저절로 좋아져."

몇 달 후 딸 부부가 왔다.

사위가 장인에게 큰 절을 올렸다.

"장인어른, 전립선 문제가 해결됐습니다."

"장인어른, 머리카락이 다 나왔어요."

"주위에서 특허를 내라고 난리에요."

"그 뿌리가 공개되면 우리 산에 있는 보기 좋은 그 관목들은 다 거덜 나게 된다네."

"해당화 뿌리가 당뇨에 좋다고 방송에 나오니까 전국 해안가에 있는 해당화가 전멸됐지.

해동피가 신경통에 좋다는 방송이 나오자 전국 산에 있는 수십, 수백 년 된 엄나무가 다 잘려 나갔어.

자네는 탈모약으로 돈 벌 생각 말고 숭늉 열심히 먹어 전립선이나 잘 다스려."

노인은 많은 전립선비대증 환자와 탈모증, 대머리를 치료하고 97세에 돌아가셨다.

47

당신은 얼마나 멋지게 사는가?

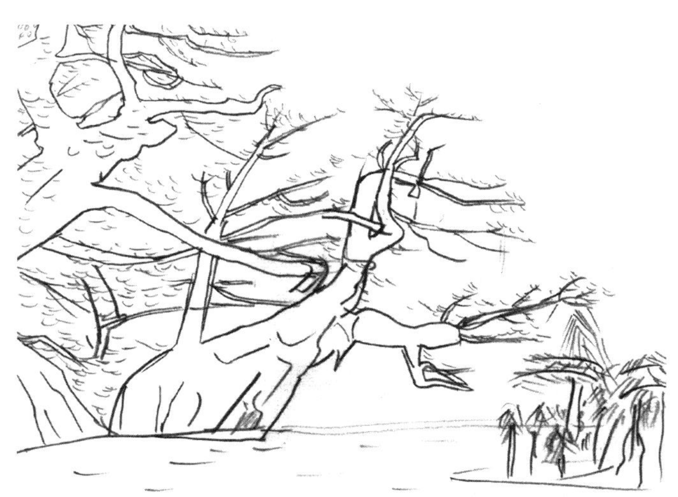

선랜드바오밥나무(2,000살) 남아프리카 림포포

'인생은 숨을 쉰 횟수가 아니라 숨 막힐 정도로 멋진 순간을 얼마
나 가졌는가로 평가된다.'

스트레스는 모든 동물과 식물이 사는 데 필요한 원동력이다.
사람도 예외가 아니다.
인간은 자연 속에서 낯선 상대를 만나는 즉시 판단을 해야 한다.
1. 그를 제압할 것인가? 잡아 먹을 것인가?
2. 빨리 도망갈 것인가? 잡아 먹히기 전에 도망갈 것인가?
3. 그와 타협할 것인가? 사이좋게 지낼 것인가?

스트레스는 이것을 선택할 때 생기는 반응이다.
선택이 어려울수록 스트레스가 커진다.
스트레스가 없으면 사는 게 지루하다.
바람 한 점 없는 사막과 같다.

거의 모든 걸 소유한 그는 수시로 지루함을 느꼈다.
지루함은 우울증세로 이어졌다.
'자신을 숨 막힐 정도로 심한 고통으로 몰고 나서야 멋진 순간을
손에 쥔다'는 글이 가슴에 울렸다.

그는 숨이 막히고 심장이 터질 것 같은 상태까지 달리기를 했다.
또 이런 상태가 될 때까지 팔굽혀펴기를 했다.
1분에 100번 정도를 하면 한계 상황이 왔다.

즉시 샤워를 했다.
젊었을 때는 겨울에도 찬물로 샤워를 했는데 60대 중반부터는 조심했다.
먼저 뜨거운 물로 1분간 샤워를 한 후 찬 물로 30초 동안 샤워를 한다. 이렇게 3회 반복을 한 후 물기를 닦아내면 지루함이 사라지고 멋진 순간이 찾아온다.
딱 5분 만에 찾아오는 기분 좋은 순간이다.

누구나 지옥 같은 시간을 보낼 수도, 멋진 순간을 맞을 수도 있다. 지루함은 수시로 찾아온다. 우울감도 따라온다.

현대인은 우울감을 우울증으로 잘못 판단해 멀쩡한 사람이 병세가 있다고 여긴다.
이런 게 올 때마다 달리기를 하고 팔굽혀펴기를 하고 샤워를 한다. 지루할 틈을 없앤다.
우울감이 설칠 기회를 차단한다.

전에는 달리기를 했다.

숨이 턱턱 막힐 때까지 했다.

새벽에 1시간 달리고 일터로 갔다.

60세가 넘자 천천히 달리기로 바꿨다.

65살부터는 빨리 걷기, 계단 오르기, 팔굽혀펴기, 냉온 샤워로 건강의 토대를 정했다.

그는 전립선 질환으로 고생하는 동료나 후배들에게 말했다.

"지루할 틈을 없애라!"

"숨 막힐 정도로 자신의 몸을 닦달해라!"

"코로나 독감에서 이기는 길은 산소포화도에 달려있다. 산소포화도가 정상범위를 유지하려면 평소에 숨 막힐 정도로 자신을 닦달하는 게 제일이다."

48

조선 왕의 비아그라 들깨죽

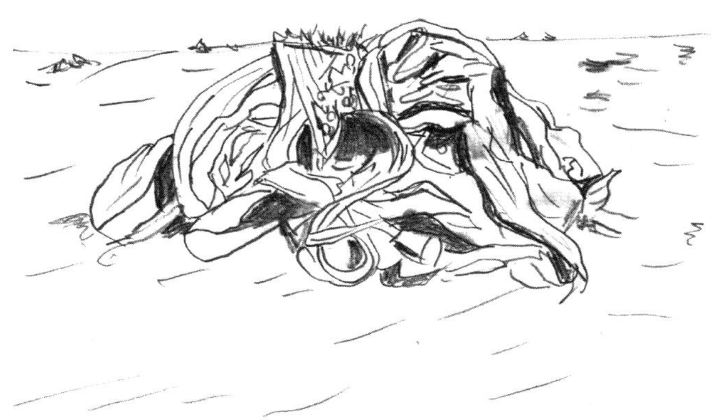

웰위치아 아라빌리스(2,000살)
나미비아 나우클루프트사막

조선왕조실록은 국보, 유네스코 세계기록유산이다.

동의보감은 국보다.

조선 왕은 절대 권력자였다.

그런데 그에게도 어쩔 수 없는 게, 눈의 가시 같은 게 있었다.

사관은 왕에게 찰거머리처럼 달라붙어 왕의 모든 말이나 행동을

일일이 기록했다.

태종이 노루 사냥을 하다 말에서 떨어졌다.

그는 시종들에게 "사관이 모르게 하라" 고 했는데 이 말까지 실록

에 올랐다.

왕은 사관이 뱀처럼 싫어도 꾹 참아야 했다.

실록에는 정도전의 발칙한 말도 있다.

이성계를 도와 나라를 세운 정도전은 술에 취하면 지껄였다.

"한고조(漢高祖)가 장자방을 쓴 게 아니라 장자방이 마침내 한고

조를 쓴 거야"

정도전의 교만한 마음은 이방원에게 맞아 죽을 만 했다.

기록에는 별별 시시콜콜한 것도 있다.

'시골 강아지가 주인과 함께 벼락을 맞았다.'

예외가 있었다.

왕이 여자와 가까이 있을 때 사관은 멀리 떨어졌다.

그런데 중전과 섹스를 할 때는 엉뚱한 자들이 간섭을 했다.

왕과 중전이 교합하는 날은 상궁의 수장인 제조상궁과 천문을 관
장하는 관상감이 의논해 정했다.

아무 때나 합궁 할 수 없었다.

1. 일식과 월식, 동지와 하지.

일식은 태양의 양기가 막혀있고 월식은 달의 음기가 막혀있다.

밤의 길이가 가장 긴 동지는 음기가 너무 많고 낮의 길이가 가장
긴 하지는 양기가 너무 차 있다.

2. 그믐, 보름그믐에는 달의 음기가 보이지 않고 보름에는 달의
기세가 꺾인다.

3. 날씨가 좋지 않은 날.

음양이 조화롭지 못하다.

4. 객지, 아플 때, 술에 취했을 때

5. 왕비의 생리가 끝나고 5일이 지나야 한다.

이런 조건들을 충족한 날에 합궁을 했다.

합궁할 때도 원칙이 있었다.

왕만 움직이고 중전은 눈을 감고 시체처럼 가만히 누워 있어야 했다.

중전은 눈을 떠 왕을 쳐다봐도, 왕의 몸을 만져도, 엉덩이를 흔들어도, 신음소리를 내어도 안되었다.

성교 중에는 60세가 넘는 상궁 8명이 교대로 방에 들어와 왕과 중전의 성관계를 지켜보며 이래라저래라 했다.

금기 사항을 어기거나 왕이 흥분하면 말씀을 올렸다.

"전하! 자중하시옵소서"

"전하! 체통을 지키셔야 하옵니다."

사정을 하는 순간에도 그들은 전하에게 말씀을 드렸다.

"그만 하시기를 청하옵니다."

왕비와 섹스를 하는 건 나무토막과 하는 것보다 못했다.

왕에게도 오아시스는 있었다.

궁녀와 섹스할 때는 아무런 제한이 없었다.

왕은 자기 취향에 맞는 궁녀를 마음대로 골랐다.

선택 받은 궁녀는 왕의 몸에 상처를 낼 수 있는 손톱, 발톱을 정리하고 목욕을 한 뒤 왕과 관계를 했다.

남자는 왕이나 머슴이나 똑같은 숫놈이다.
여자가 요분질 잘하고 부르르 떨며 괴성을 지르거나 고양이 소리
내는 걸 좋아한다.
오르가즘을 많이 할수록, 떡실신을 할수록 흥분하고 만족한다.
왕은 이런 걸 잘하는 궁녀를 단골로 삼았다.

조선왕실에는 후궁들이 많았다.
후궁이 난 아이 가운데 왕위에 오른 인물이 일곱 명이다.
영조의 어머니도 후궁이다.
영친왕의 어머니 귀빈 엄씨도 후궁이다.

왕실 여성 평균 수명은 왕비 51세, 후궁 57세였다.
후궁이 6년을 더 살았다.
60세보다 오래 산 여성은 전체의 48%인 65명이었다.
조선시대 왕들의 평균 수명은 47세였다.

왕이나 왕비는 엄청난 스트레스 속에서 살아야 했다.
권력에는 같은 크기의 스트레스가 그림자처럼 따라온다.

노인들이 말한다.
"천석꾼은 천 가지 걱정, 만석꾼은 만 가지 걱정을 한다."

왕은 여인들을 만나기 전에 임자 죽을 먹었다.

임자는 들깨다.

들깨로 죽을 쒀 먹었다.

들깨는 혈관을 깨끗하게 하는 기능이 크다.

비아그라는 심혈관을 깨끗하게 하는 약으로 개발했다가 발기부전에 썼다.

들깨죽이나 비아그라나 기본 원리는 같다.

모택동이나 김일성은 만주에서 자생하는 들깨로 죽을 쒀 먹었다.

야생 들깨는 재배하는 들깨보다 알갱이가 아주 작다.

−조선왕조실록과 동의보감, 민담에서 발췌

49

위대한 음료

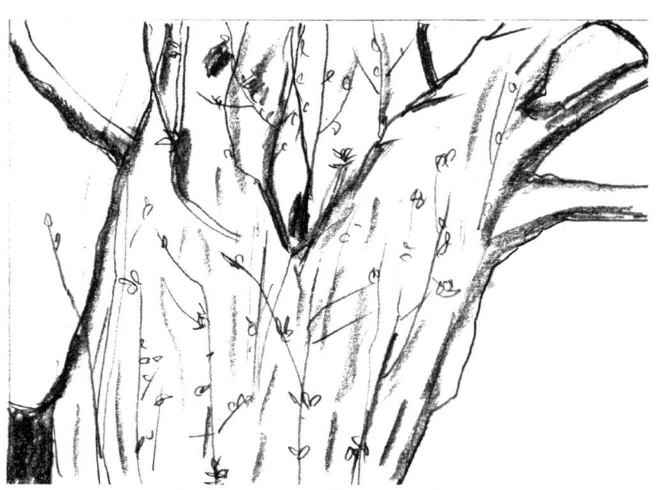

100마리 발의 밤나무(3,000살) 시칠리아

"아침을 알리는 한 잔,

식사의 마침표를 찍는 한 잔,

사람들과 대화를 이어주는 한 잔을 마신다."

마시즘의 '마시는 즐거움'에서

한 잔이 뭐냐고? 커피 한 잔이다.

조선시대에는 사형수에게 사약으로 부자탕을 먹였다.

유럽에서는 사형수에게 사약으로 커피를 마시게 했다.

말도 안된다고?

실제로 카페인 5g으로 사람을 죽일 수 있다.

한 잔을 바꾸자. 커피나 음료수에서 숭늉으로…

수시로 마시는 숭늉, 물 대신 마시는 숭늉, 몹시 아픈 사람도, 마음이 불편한 사람도 편하게 만드는 숭늉

숭늉을 마시자. 아침에 일어나 마시는 따듯한 숭늉 한 잔은 혈관 청소, 입안 청소에 으뜸이다.

만병의 원인이 염증이다. 천연 항생제로 염증을 잡자.

코로나 바이러스는 폐에 염증을 일으켜 숨을 못 쉬게 한다.

숨을 못 쉬면 죽는다.

항생제는 박테리아 같은 세균을 죽인다.

오로지 세균만 죽인다.

바이러스에는 아무 소용이 없다.

감기 바이러스, 독감 바이러스, 코로나 독감 바이러스, 이런 증상에 항생제를 쓰면 없어지라는 바이러스는 없어지지 않고 몸 안에 있는 유익한 세균만 죽인다.

코로나 독감에 항생제가 무용지물인 이유다.

100여 년 전, 스페인 독감으로 5천만 명이 죽었다.

바이러스에 관한 한 그 때나 지금이나 의학 수준이 제자리 걸음이다. 현대의학이 꼼짝 못하는 영역이다.

숭늉을 마시면 신장기능이 활성화되고 혈관이 깨끗해진다.

스테로이드는 염증을 잡는 물질이다. 지금 사용하는 스테로이드는 제약회사인 공장에서 만드는 공산품이다.

공산품 스테로이드는 폐의 염증을 일시적으로는 잡지만 더 큰 부작용을 일으킨다.

신장기능을 살리면 신장에서 천연 스테로이드가 왕성하게 생산돼 폐 염증 질환을 완화시킨다.

숭늉은 모든 음료수 가운데 가장 위대한 것이다.

"우리는 자신의 눈과 상상력과 마음으로만 아니라, 타인의 눈으로 보고 타인의 상상력으로 상상하고 타인의 마음으로 느끼기를 원한다."

– C. S 루이스

자크 라캉이 말했다.

"인간은 남의 욕망을 욕망한다."

이 말에서 해방되자. 따라 짖는 개가 되지 말자.

우리는 타인의 눈과 타인의 욕망을 따라 커피나 음료수를 사랑했다. 이제부터는 우리의 눈과 우리의 욕망으로 숭늉을 사랑하고 건강을 챙기자.

개 정 판
큰글자도서

누우면 죽고 걸으면 산다
(25주년 특별판)

읽기만 해도 낫는다

총 알 개 미 5

화타 김영길 지음

초판 2쇄 발행 2021년 06월 04일
개정판 1쇄 발행 2022년 03월 18일

글 김영길
그림 김송자

발행처 아마도 출판사
출판등록 제 2019-000029
주소 경기도 고양시 일산서구 일산로 330번지 21
전화 010-8450-5279
이메일 amadoamado5279@gmail.com

ISBN 979-11-967177-7-3 (03510)
가격 20,000원

* 이 도서의 국립중앙도서관 출판예정도서목록(CIP)은 서지정보유통지원시스템 홈페이지(http://seoji.nl.go.kr)와 국가자료종합목록 구축시스템(http://kolis-net.nl.go.kr)에서 이용하실 수 있습니다.

* 본 책의 모든 권리는 저자인 김영길과 아마도 출판사에 있으며 저자와 출판사의 동의 없이 무단으로 전제할 수 없습니다.

* 이 도서의 판매 수익금 일부를 한국심장재단에 기부합니다.